操体法治療室

からだの感覚にゆだねる

三浦寛
今昭宏 著

付・絵で見る操法

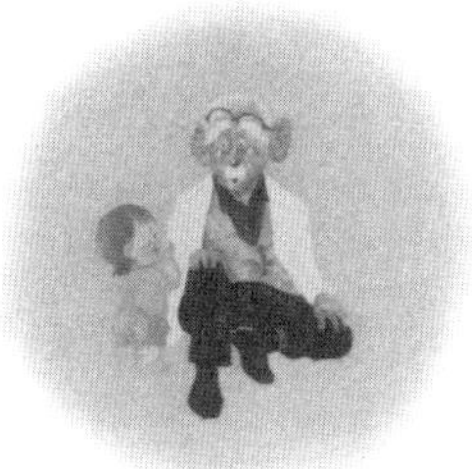

たにぐち書店

まえがき

操体、それは火鉢のある診療室でまとまり、生まれました。そんななんとなくぬくもりの感じる温古堂《おんこどう》診療室の院長先生が、この本の生みの親ともいえる橋本敬三先生です。

橋本敬三先生は、この操体を評し「儂《わし》は、とんでもない医学に首をつっこんでしまったものだ。世界中の文献に目をとおし、調べてみたが、儂が言っておることは、世界中の誰も書き残していない。操体は西洋医学にも東洋医学にもないものだ。医学に西洋医学、東洋医学があるんなら、この操体は、まさしく日本医学だ。この宝を世界の国の人々に健康輸出することが日本人の奉仕だ」と言っておられます。

私たちは、そんな先生のもとで年代は別々でしたが、五年ずつ学ばせていただくことができた幸せ者です。

さまざまなところで広まってきている操体を、じっくりと見ていると、仲よく発展的にとらえているところもあれば、型にはまった方法が尾を引きっぱなしになっているところもあるようです（気持ちがよければいいのですが……）。

私たちは、操体の基本とされている原始感覚（快、不快）を土台とした本来の姿にたちかえるべくその必要を感じ、操体のよりよい気づきと実践という内容で、ひとつの節目として書き残しておくことにいたしました。

あらけずりの原稿の段階で、橋本敬三先生に目を通していただき、いろいろと教わりましたが、「若い人たちで仲よくドンドンアバレロ！」とのひとことが、心にやきついて離れません。

橋本先生の大好きな丸住和夫さんのマンガを添えて、第一章、第二章は今昭宏が、第三章から第六章までは三浦寛が担当いたしました。

これを橋本先生の卒寿（九十歳）のお祝いに捧げます。いつまでもお元気で……。

一九八七年　七月七日

三浦　寛
今　昭宏

操体法治療室——もくじ

第三章　からだの感覚にゆだねる……………123

第五章　よりよい操体を求めて……191

カバー・本文イラスト／丸住和夫
操法イラスト／三浦寛
カバーデザイン／浦島弘二デザイン事務所

第一章

温古堂ものがたり

おんころや先生

――我が道を行くその優雅な生活

温古堂《おんこどう》というのは、橋本敬三という医師であり、鍼灸師《しんきゅうし》である人の診療所の名前である。皆この先生を翁先生とか、温古堂先生とかいうが、本人は〃おんころや〃と名付けて、名刺まで作って遊んでいる。名刺など誰にあげるわけでもなく、引き出しの中にそっくりきれいにしまってある。

診療室には、中央にゴザをひいたベッドが一つ、そのそばにご自慢の火鉢。真夏でも炭が入って、鉄ビンから湯気がプープー吹き出している。患者さんよりもお客さんのほうが多く、みんな火鉢を囲んでおんころや先生とアーでもない、コーでもないと世間話に花が咲く。本物の花も咲いている。

翁先生いわく、「花見ておこるヤツはイネェがらなぁ」。まあそれもそうだけど……。

火鉢の前にはこれまたいろんな物が揃っている。まず長ーいキセル、それから繭《まゆ》でできているニワトリ。キセルは、炭おこしの火吹きに使ったり、翁先生が背中を掻《か》くのに使う。繭製ニワト

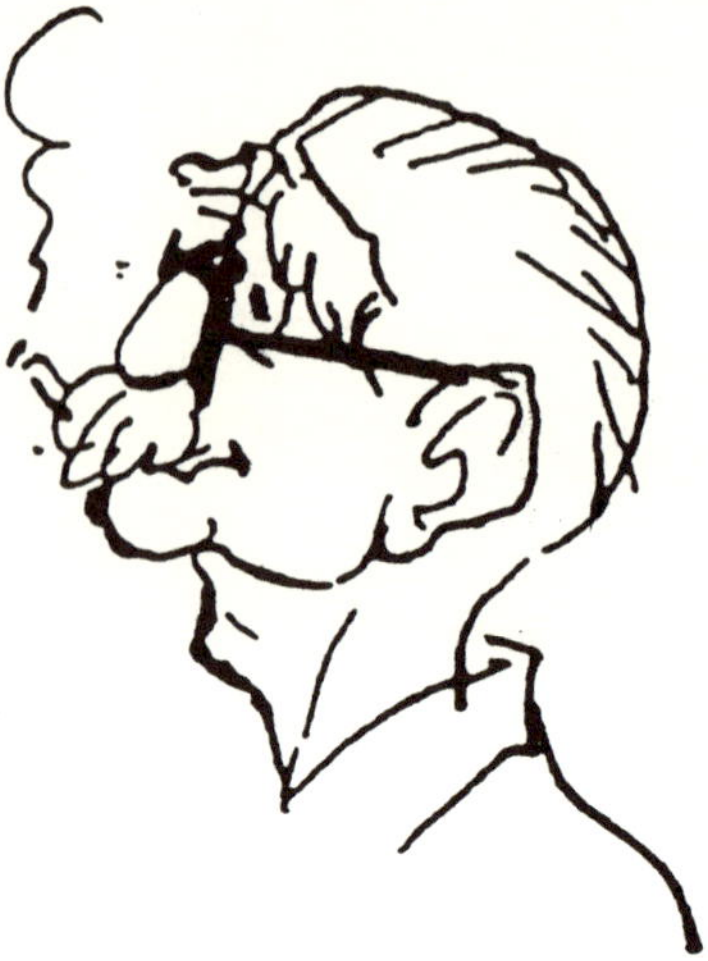

リのとなりには、ヒヨコのような、落花生でできたニワトリの子どもたちがゾロリと並び、毎日誰かに食べられまいと、一生懸命に生きている。というのも、先日お客さんがニワトリの子どもとはつゆ知らず、ちゃっかりつまみ食いしてしまったのだ。時にはゴミと一緒に掃除機で吸い込まれたりとたいへんだ。これは受付兼、掃除屋のミヨちゃんの仕業である。その子どもたちは、明日は我が身かと不安の毎日がつづく。

聴診器は一つだけあるが、片方の耳かけがこわれていて、使いようがない。何十年も使っていないのか、いや一度も使ったことがないのかも……。毎朝、日の丸の国旗が待合室の外に掲げられる。これが温古堂最大の目じるしであり、看板だ。ところが、この日の丸をそっくり盗んでいくヤツがいる。今まで二~三回やられたが、こんなとき翁先生は、「ホォーッ、これはメデタイ、きっといいことあるゾ」と喜ぶ。

こんな調子の先生である。最近では、旗のスミっこに「温古堂診療室」とマジックで書いたためか、誰も持っていかない。そしてこの日の丸を見上げるかのように、下一面につゆ草がビッシリと咲いている。翁先生は毎朝、このつゆ草の様子をうかがってから温古堂へ入る。パターン、パターンとスリッパの音とともに、ニコヤカに「オハヨウゴザイマス」と、鉄ビンの湯気を横目で見る。湯気がドンドン出ていると上機嫌である。ゆっくりといつもの席に腰をかけ、特別自慢の芽茶をひとすすりして、そこでひとこと、「あーあ、今日も金華山見えネェなぁ、あいつはなまけてばっかりだ」と溜息をつく。翁先生は、毎朝十階の住まいの玄関から、はるか彼方に見える金華山をナガメルのを一つの楽しみにしているが、めったに見えないのだ。次に、カンカラのなかのタバコを一本。なんとなくホッとするという。たまにホッとしすぎて灰を落とす。地球には引力があるのだ。ひらあやまりに本気であやまり、赤くなる。亀の子のように首を縮めて「申しわけネェなぁ……」。専用のホウキとチリトリで、ミヨちゃんが後始末してくれる。

翁先生は仲々お洒落だ。いつもバッチリきまっている。髪は七三に分け、毎月一回床屋に行く。顔は剃らずに、いつも一〇分くらいで終わって帰ってくる。ヒゲもマユゲもきまっている。毎日手入れする。いつだったか、「どうしてヒゲをのばしたんですか?」とたずねたことがあった。そうしたら翁先生いわく、「なんとなくカッコいいからサ。ヘッヘッヘッェ」だそうだ。

温古堂では、週刊雑誌を取っている。翁先生はパラパラパラパラッとページをめくりゆくが、桃色の女性の出てくるところでスッと指が止まり、ヒタイの上に載せてある、近くがよーく見えるメガネがストーンと自動的に落下し、鼻にぶつかって止まる。すばらしい連動装置になっている。

若い人にも負けないシャレッ気と色気を十分に持っているのだ。

私は翁先生と六十歳ほど違うが、ちとかないそうもない。

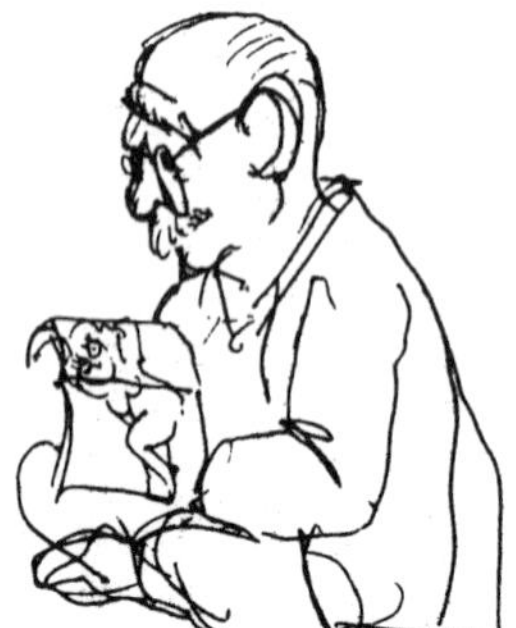

赤ちゃんと遊ぶ九十歳
——威張っていては何も学べない

翁先生は、医専当時に教わった医学で実際に治療してみたが、なぜか思ったように治すことができず、患者さんに逃げられてしまったという。そしてその行く方を見ていると、患者さんはさまざまな民間治療家の所へ行き、それで結構治っていることを知った。翁先生は、ほとほと困りはて、心新たにヨーシ、それじゃあというわけで、骨つぎ師、鍼灸マッサージ師といろいろな人に頭を下げて、教えを受けることにしたという。このへんが、医師としてなかなかできないワザなのかもしれない。

「当時は、カッドンなぞご馳走してもらって、ましてや医者に頭を下げられれば、みんないい気分になってドンドンいろいろなことを教えてくれたものだ。威張ってるヤツにはだーれも教えてくれないよ！」

と、九十歳のおんころや先生は、目尻を下げて自分の体験をつぶやいてくれる。医師歴六十五年である。

医専のときから連れ添った最愛の奥さんに先立たれ、もはや十年。毎月の命日（九日）にはお墓参りに行く。お墓は、仙台市の中心部から西へ五キロほどの葛岡というちょっとした山の頂上にあり、見晴らしのきく最高に気持ちのいい場所である。そして、おもしろいというか風変わりなのが、そこの墓石だ。普通の墓石というのはそれなりの形をしているのだが、翁先生の発想で造られたこの墓石は、まるで亀のコウラのような形で、その後ろ面には何を意味するのか、なかなかバランスの整った図象文字のようなものが刻まれている。これは我が国の上古代に、カタカムナ人（原住日本民族と思われる）が造った潜象物理用語の原型を、翁先生が自分なりにアレンジしたものであるということだ。

翁先生は、今は亡き奥さんをなだめるかのように、その墓石を大きな手の平でポンポンとなでるようにたたく。その後、ご長男の外科医・信先生と一緒に、線香を間にして合掌する。

花が好きな翁先生は、お墓の周りを花壇にしようと、懸命に土を運んでは種をまくのだが、どうしてか一つも花が咲かない。なんのことはない、雑草をきらうお墓の管理人が、セッセ、セッセと除草剤をまいてくれていたのである。

翁先生は、奥さんのことを「クソババァ」

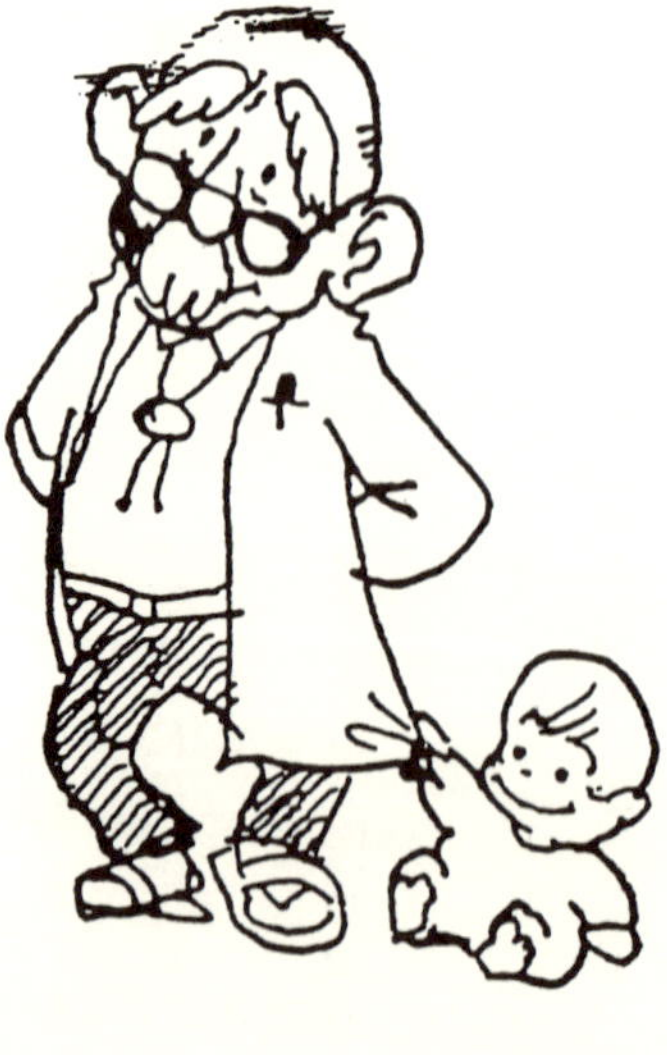

と呼ぶ。「うちのバアさんは、俺のやってることなんか屁《へ》のカッパみたいにしか思ってなかった。でも俺は、医者としての本当の仕事をやってきた」と言いきる。奥さんに自分の仕事を理解してもらえなかったさみしさを、心にひめて……。

翁先生は赤ン坊がだーい好きだ。温古堂には、赤ちゃんをオンブしたご婦人なども治療に来る。すると翁先生は、治療などには目もくれず、メンコ、メンコと愛想をふりまき、赤ちゃんの気を引こうと懸命だ。お母さんが治療中、赤ちゃんは翁先生の坐っている火鉢の周りに、いろんな物があるので、おもしろくって仕方ないらしく、ここぞとばかりに遊びまくる。翁先生も一緒になってハヤシたてるものだから、赤ちゃんもその気になってメチャクチャに荒しまくる。当人同士はいいだろうが、お母さんは治療台の上で気が気ではない。

「何かこわしたりしたらどうしよう」とか気を揉んで、治療になんかなりゃしない。そうこうするうちに、なんとか指導も終わり、帰り際に別れのアクシュ。二人とも思いきりニッコニコしながら、「またおいでよォー！」で一件落着……。オダイジニ！

初めて治療を受ける腰痛患者
――気持ちよさの感覚への誘い

初めて操体の治療を受ける人は、温古堂に入るなりボォーッとしていて、「何をされるのかなぁ」とか「痛いことされるんじゃないかなぁ」などと、苦痛と不安のなかでベッドに横たわる。翁先生がヌッと立ち上がり、「ハイ、膝立ててください」と最初はやさしく言う。

「絶対痛いコトしないから」

と言いながら、膝の両裏を手でさぐる（左側圧痛）。

「イデデデェー（この先生ウソついた）」と体を弓なりにそらして、患者さんは苦痛をこらえきれず、逃げる。

「こんなにイデグなってんだもの、足が悪いんだ、足が、この左足」

ビックリして患者さんは目を白黒させる。

翁先生は、「このカカト少し引いて……」と、手で足のマネをしながら、「こういうふうにカカトふんで、足先上げてごらんなさい」と誘導する。〝カカトふんで〟と言っているのに、なかにはカカトを持ち上げる人もいる。すると「バシッ！」と右手で患者のモモを思いきりなでる（？）。「ひとの言わネゴド、スンナ！」怒鳴り声がトナリの外科までヒビキワタル。患者さんは何がなんだかわからなくなり、さらにボウ然となる。泣き出す人も中にはいる。たいていの人は、ボウ然としながらも、なんとかうまく動けるようになってくる。「ハイ、つま先上げてェー。キモチヨク全身で動いていいですよォ」……「ハイ、ストン……ようし、うまい！」。そしてまた膝のうらをさぐる。「ほら、いでぐネェ」……「アレッ、痛くないっ」……「立ってあるってみなさい」。患者さんは聞き取れないのか立とうとしない。すると、「立ってあるってみろってぇ！」とまた怒鳴られる。「ハイッ」と元

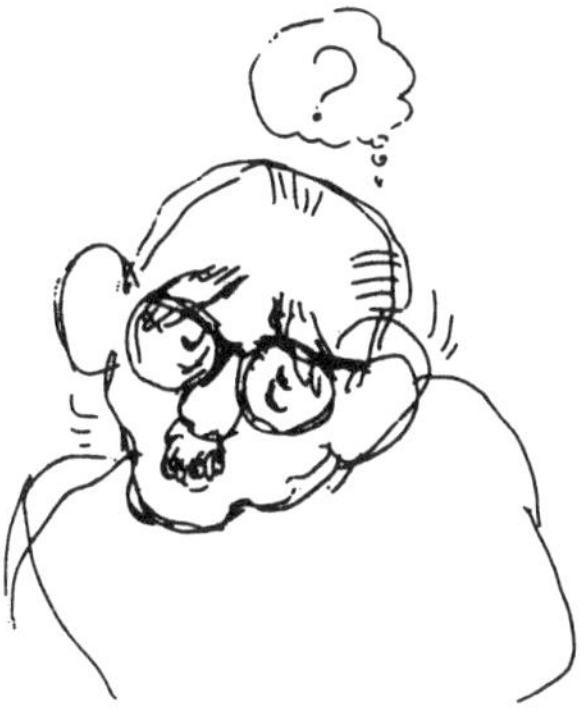

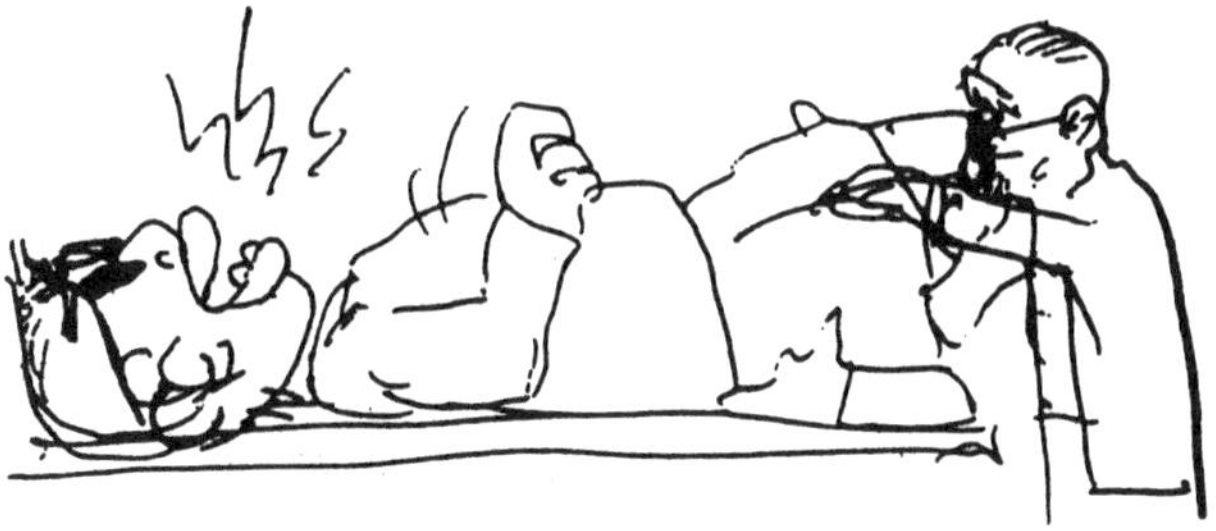

気に立ち歩く。「どうですか、まだ痛いかナ？　今度はしゃがんだり、立ったりしてみなさい」。またまたボォーッとしていて、しゃがもうとしない。するとまた怒鳴られる。三回怒鳴られる人はあまりいないが、一回や二回はザラだ。

それで結構よくなってくる。その後私が、試行錯誤しながら治療、指導を承る。私の仕事は、〝キモチイイ〟という感覚を指導することにある。これは翁先生の命令だ。最近では結構、ワイワイ楽しくやれるようになってきたが、まあまあ、ムズカシイコト。

一度、受付のミヨちゃんが翁先生に、「どうして、あんなにオコルの？」と、尋ねたことがあった。すると先生いわく、「俺、怒ってるんでネェんだ。ついオッキイ声出してしまうだけなんだから」と、怒鳴るときとはまったく違ったトボケた表情で言いわけをした。うんとやさしい瞳で……。

無理しない
――「あー極楽だぁ」の一日こそ大事

午後一時になると、翁先生は極楽へひと休みに行く（極楽とは、住まいの十階の自宅である）。

帰り際には、私たちやお客さんに、まるで天皇陛下が手をお振りになるように、ドーモ、ドーモと帰って行く。いつになっても頭の低い先生だ。

昼食は、信先生の奥さんが毎日腕によりをかけて、おいしいご馳走を作ってくださる。私たちも一緒にいただく。

「焼魚は焼きたてがうまいし、煮魚は煮こぼれができるくらいになってからがうまい」と、翁先生は昔、殿様の料理番だったオジイサンから教わったそうだ。

翁先生は焼魚を食べるとき、まず、カワを食べる。次にホネだ。バリバリとかみくだき食べる。中身はキレイに残し、私にくれるのだ。食べ終えると翁先生は、うとうとし始め、「起きていらんネェー」と言って、自室のベッドに横たわる。「あー極楽だぁ」と言いながら眠りにつく……。おやすみなさい。

午後三時。エレベーターで温古堂にご出勤。パ

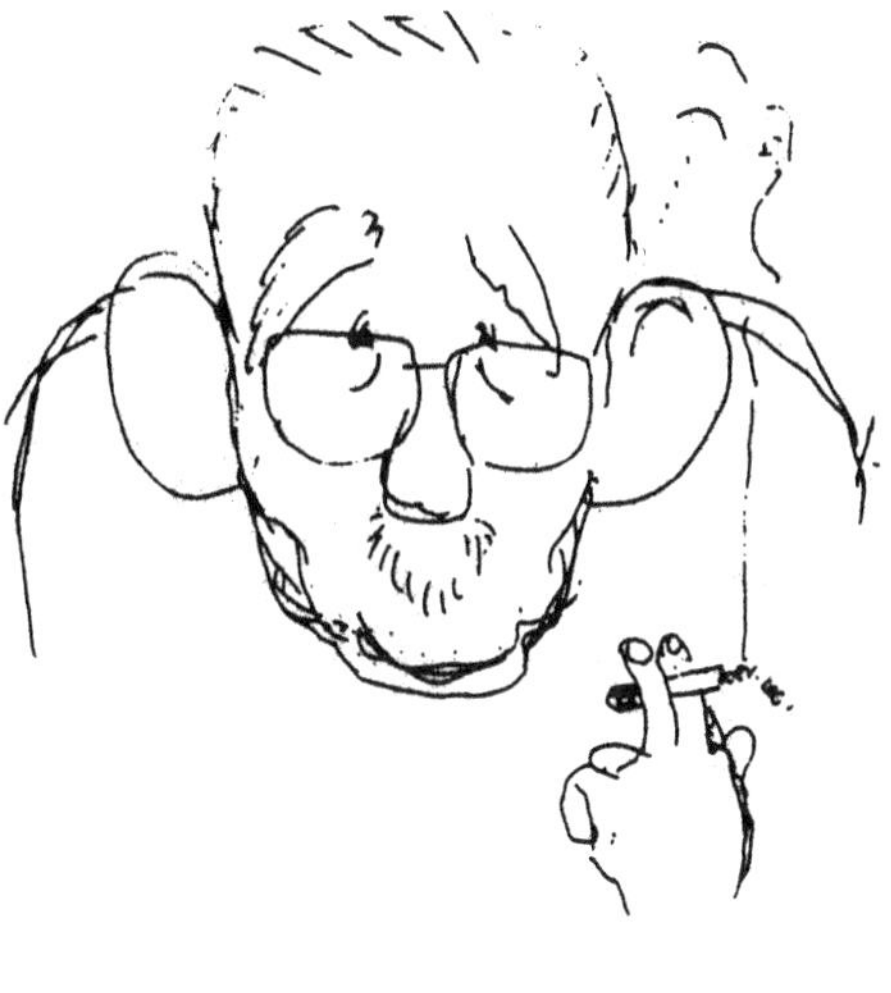

ターン、パターンといつもの耳なれた足音が近づいてきて、例の天皇手振りで、「ドーモ、ドーモ」と火鉢の前の指定席にアグラをかく。「なんかそこにウメエものネェが？」と火鉢のそばの菓子入れをのぞく。翁先生はアンコものが大好きだ。しかし、白アンはなぜか食べない。量的にはあまり食べないが、いろんなものを少しずつ、いたずらするようにつっつく。残りものはすべて私にまわってくるのだ。

「うまい味だけは、いっくら年とったたってわかるんだから、ありがたいもんダ」

と感激感謝を忘れない。そしてまた、お客さんや患者さんとのお話が始まる。

「キモチイイことすれば、よくなるようにできてるんだから……」と何年、いや何十

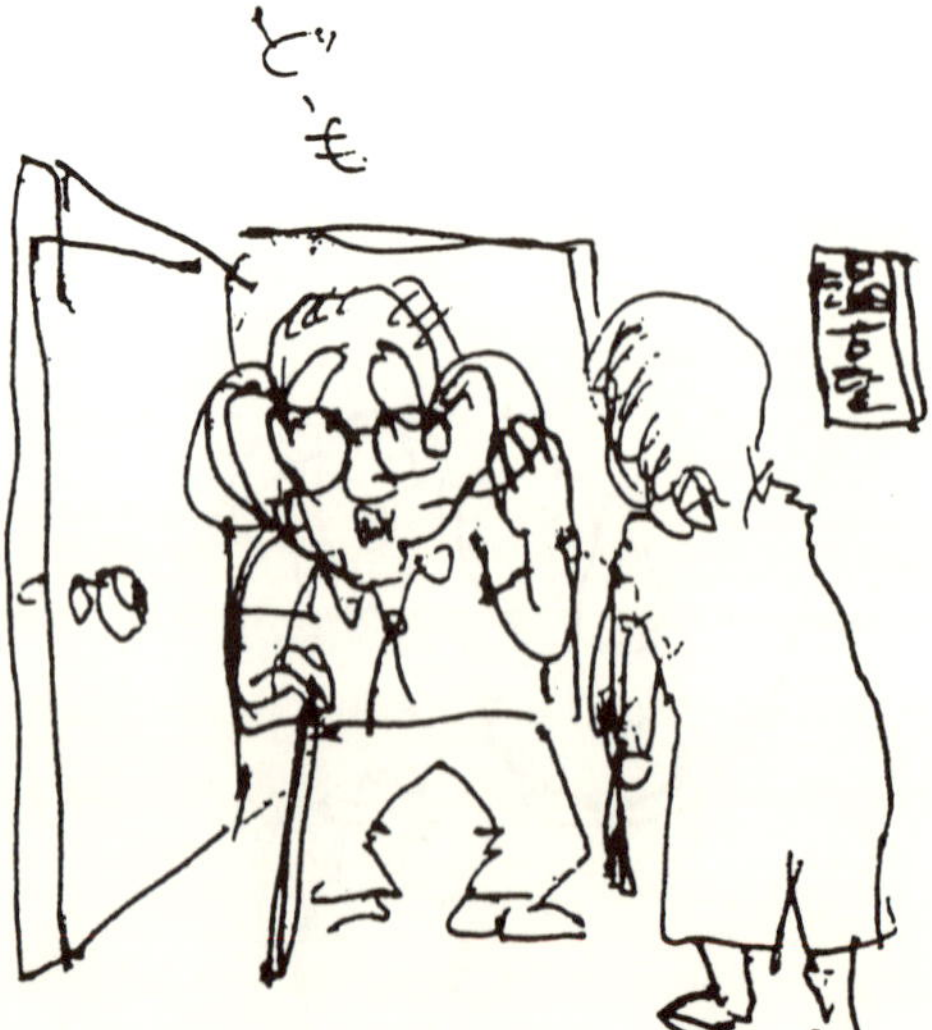

年さけびつづけていることだろうか。最近は、「ボケた、ボケた」と少し物忘れすることを楽しんではいるが、キモチワルイことやれ！　とは、けっして言わない。いろんなお客さんが次々に訪れるが、理屈ギライの翁先生は、ウムを言わさず、「そこに寝てみなさい」とゴザのベッドを指さす。

「やってみなくちゃわがんネェんだがら」と自分のペースにひきずり込む。お客さんは、膝うらの圧痛点を押さえられて飛び上がる。翁先生は、真剣に「ホーラ、こんなにイデグなってんだ」。そして「ハイ、スウーッとつま先上げてェ。ハイ、ストン……ホレッ、いでぐネェ……立って歩いてみなさいよ……どうですか？」、「アレッアレレッ、軽くなりました」、「ホラネ、そうなってんだ」……着席。

「まあ、ウソかホントか、やってみることだナ。キモチヨク動けば治るようになってんだがら……。俺考えたんでネェヨ、自然にそういう風にできてるんだ。まあ、野次馬根性があればのことだがネ」

と、こんな調子で会話が進む。みんな何がなんだかわからない。それからいろんな操法をやるうちに、苦痛が現われる動きから反対にキモチイイほうに動いて、ポンと力を抜くと、苦痛だったほうがだんだん楽になってくるんだということを、からだで知る。押してみて痛い所があるときは、その痛みがなくなるように逃げるキモチイイ動きをして、ポンと脱力すると、押した痛みがだんだんなくなってくることを、これまた、からだで知るようになってくる。

翁先生は、お医者さんだから、「キモチイイことをすればいいんだ」というこの事実を同志に伝えるべく、ずうーっと頑張ってきた。いろいろな雑誌にも書いたし、テレビ、ラジオにも出演し、ほんとうはこうなんですヨ！　と訴えつづけている。「操体」と名づけられたこの生き方の法則は、だんだん世間に広まってきている。小学校の朝礼で、また、役所などの保健婦さんが勉強して一般の家庭へ、そして全国の医師や治療師その他温古堂先生のファンなどたくさんの方々が、少しずつ、少しずつ輪を広めつづけてくださっている。こんな様子を翁先生はちゃーんと知っていて、いろいろとアドバイスしてくれる。

「みんなで仲よく、ドンドンあばれろ。だけど威張ったら最後、バチ当たる。まあ、あとは若い人たちで思ったことやってみでくれや。天然自然の法則だけは、何したって変わんネェんだがら」

と、言いっぱなし、無責任態勢のサービスがつづく。

翁先生の勉強された生き方を医学のなかに含めて応用したこの「操体」は、体を操る、というところから発想された「からだの運転法」だ。環境のなかで、息をつき、飲み食いし、動き、考える。要約するとこれが動物としての「最小限責任生活」なのだそうだ。「息・食・動・想・環境」は、いつも切り離されずお互いに助け合って、補い合っている。これを翁先生は、「同時相関相補連動性」という言葉で表現している。考えてみればホントにそうなのだ。

それに、「一〇〇点満点が目標じゃなく、間に合えばいい、六〇点でいい」と言われる。まったくこの、〃間に合えばいい精神〃が、なんとも欲がなくて、のんびりしていて最高だ。「欲張るとケガするゾ！　間に合えばいいんだ」といつも教えてくれる。

いい気持ち
——息・食・動・想の考え方

自分でしなければいけないこと四つ「息・食・動・想」を六〇点以上くらいに気持ちよくしておけばいいということなのだが、少々無理して気持ちの悪いこともしないと、生活できないような世の中になりすぎてしまっている。それにもまして、〃気持ちのいいことをする〃ということが悪いことみたいに仕付けられてしまっている。気持ちがいいということは感覚の世界になる。それ故、翁先生は「考えたってわがんネェ、ウソかホントかやってみなくちゃわがんネェよ。まあ、動くのがいちばん手っ取り早いな」とつぶやき、ゴザをしいたベッドで操体の入口から指導してくれる。

「生命現象はバランス現象だということが、みんなわがんネェんだ」と翁先生はよく口にする。一〇〇%バランスが取れている人も、六〇%バランスの人（合格、間に合う）も、四〇%バランスの人（具合が悪い、病気だ）も、みーんなそれなりに生きている。気持ちの悪いことをすると、パーセンテージが下がってくる。すると体は歪《ひず》みをつくり、こりや、つっぱり感や苦痛という症状になって感じられるサインとなる。そしてもっと気持ちの悪いことをつづけると、動きがギシギシしたり、動けなくなったり、内臓などの働きが悪くなったりしてくる。それでもまだまだ我慢して気持ち悪いことをしていると、骨や関節、そして内臓まで腐ったり、破れたりしてきて、病気などという破目に陥るわけだ。

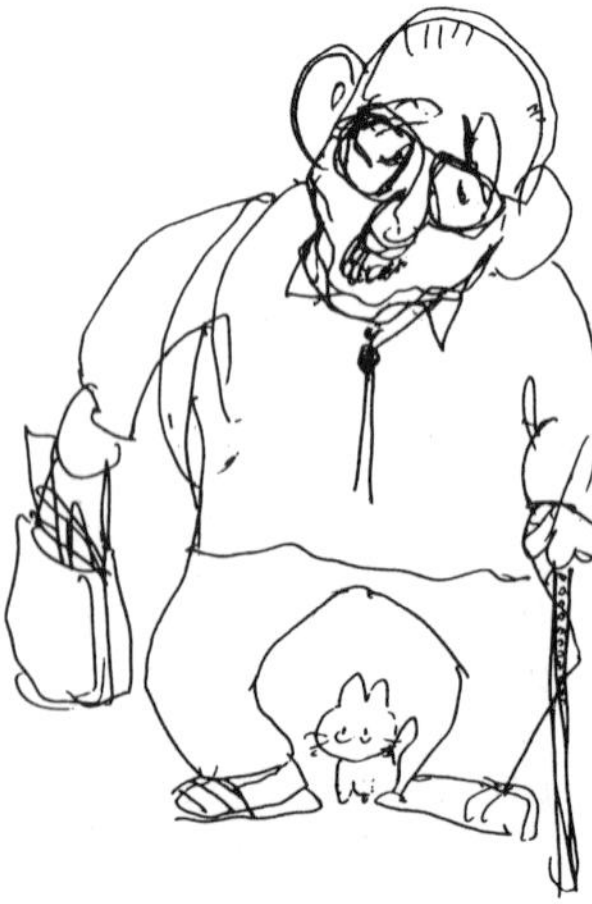

呼吸の感覚、飲食の感覚、運動の感覚、精神の感覚、環境の感覚――これらの原始感覚に対して、後味も含めて、気持ちの悪いことをすると、

(1)　Ⓐ歪み（こり、しこり）

←

(2)　ⒷⒶ感覚異常（苦痛、つっぱり感etc）

←

(3)　ⒸⒶ″・Ⓑ′機能異常（肩が動かない、下痢etc）

←

(4)　ⒹⒶ‴・Ⓑ″・Ⓒ′器質破壊（胃潰瘍etcの病名がつく）

というように、(1)から(4)へと進んでいく。こり感や、つっぱり感を感覚できない人も、中にはいる。また、一度に(4)に行く場合もある。

逆に、気持ちのいいことをすると、

Ⓐ歪みがなくなる

←

Ⓑ苦痛がなくなる

←

Ⓒ動きがよくなる

↓

Ⓓ器質変化がよくなる（治らないものもある）

ということになるのだ。これが病気になったり、治ったりするプロセスだ、と翁先生はいう。

つきつめると、後味を含めてキモチイイことをすることが、生命現象におけるバランス制御法ということになる。

ごめんね、胎児

――親が変われば胎児も変わる

温古堂には、お腹の中にいる赤ちゃんから、ご老人まで患者さんはさまざまだ。逆子の治療などもけっこう多い。ある日、腰が痛くて、婦人科で検査を受けたら、逆子だと言われた三十過ぎのご婦人が治療に来た。膝うらの左側にしこりがあって、圧診すると飛び上がるほど痛がり、顔をしかめる。おしりの所にも圧痛があり、押すとピクッピクッと逃げる。両膝を立てて、左右にゆっくり倒すように動いてもらうと、右側に両膝を倒してゆくと左側のおしりから腰のあたりがつっぱって苦しいという。だから両膝を苦しいほうから反対の左側にゆっくり自由にキモチヨク動くようにお願いし、いちばんキモチイイところで動きを止め、私はそこを支えている。数秒そのままにしておいて、腰から全身の力をカクンと抜いてもらった。二回やったか、三回やったかは覚えていないが、そのあと右側に倒してもつっぱり感がなくなったといい、キョトンとした顔で私を見る。私はもう一度、膝うらを押してみたが両方グニャグニャになっていて、こりも圧痛もどこかへ消えてなくなってしまった。いまだにそれがどこへ行ったか知らない。「立って歩いてみてください」というと、ヌッと起き上がり、「あれ!?」とニコニコしている。「だいぶ楽になったみたい！」とうれしそうだ。私もうれしい顔で、「自分でも家でやってみてくださいネ」と

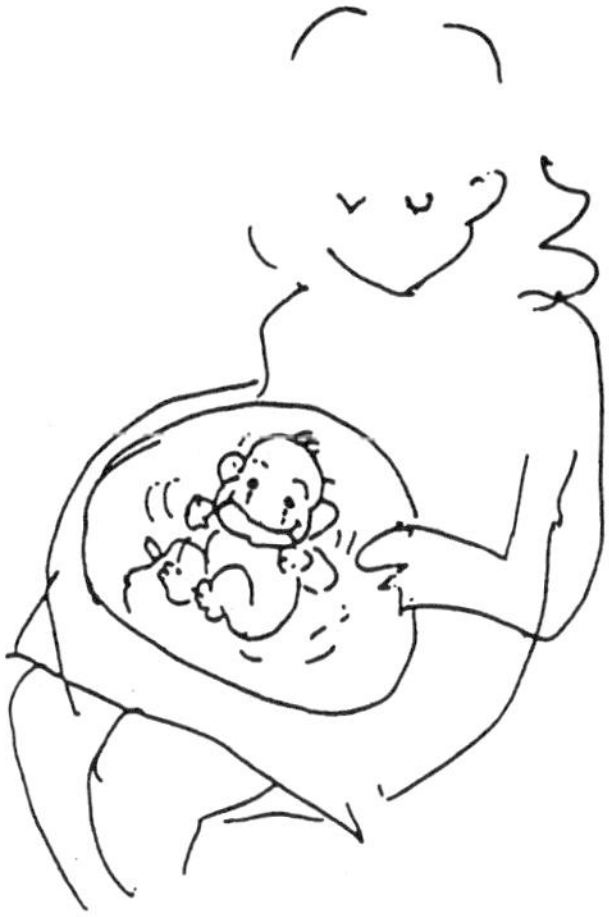

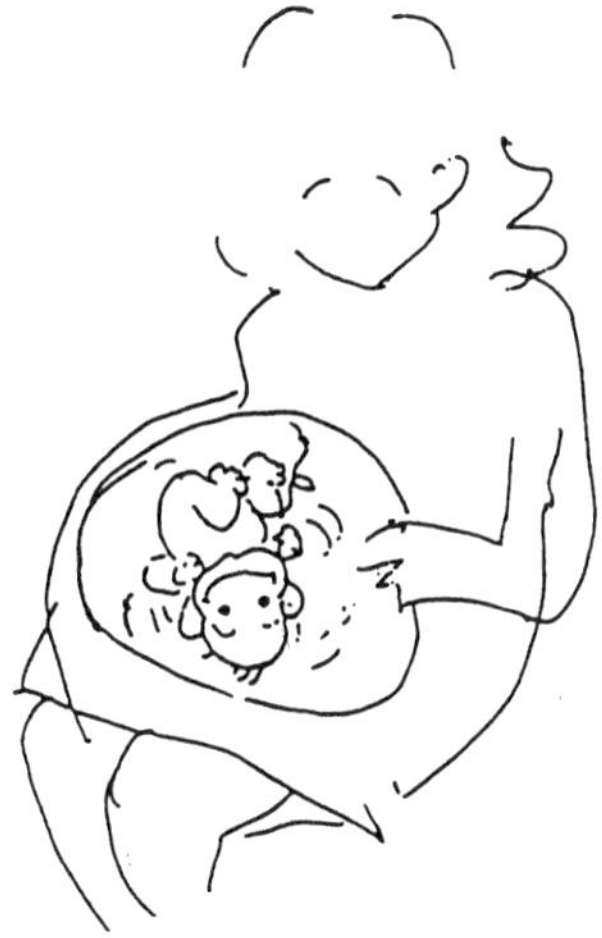

告げて終了した。

数日後、温古堂に電話が入った。「○市の○○××子ですけど……。腰痛いのが治ったら、逆子も治って……ありがとうございました。どうしてもお礼が言いたくて……」と、とってもうれしそうだった。それで私はいつものように「それは自分の力で治ったんですヨ。こちらで治したんじゃないんだから。毎日つづけてやってみてくださいネ！」と、胸をはって応えた。相手に見えないことを知りながら……。

お母さんのからだがアンバランスになって腰が痛くなったりすると、お腹の中の子どもは多分気持ち悪くなって、キモチイイ格好になるようにいろいろ動いているんだ。知識がない胎児は、キヨチヨサのなかで生きていたいから、本能的にサカサマになってバランスをとりながら生きているんだ。母体のバランスが六〇点以上になってキモチヨクなると、今度はもとの位置がキモチヨクなるから、またサカサマになるんだ。何がサカサマなのかわからなくなってきたが、バランスが取れていれば、胎児はサカサマになっているのがキモチイイのだ。

「ナマズ」
――肩だけ治したいなら、肩だけ置いてけ！

温古堂に来れば一回でよくなる、という人も中にはいるが、みんながみんなそうはいかない。

五十肩とかいう病名をつけられて、信じきって何ヵ月も、いや何年も腕が上がらないといった人で、一日も早く治りたいから、一生懸命頑張って、毎日痛い肩をがまんして動かすように努めているという農家のアルジだ。毎日欠かさずつづけたという努力には敬意を表するが、これは無茶というものだ。

痛くともガマンしてガンバッテ動かしても、治る場合も時にはあるのだ。これにには実はわけがあって、痛いのを無理して動かしたから治ったのではなく

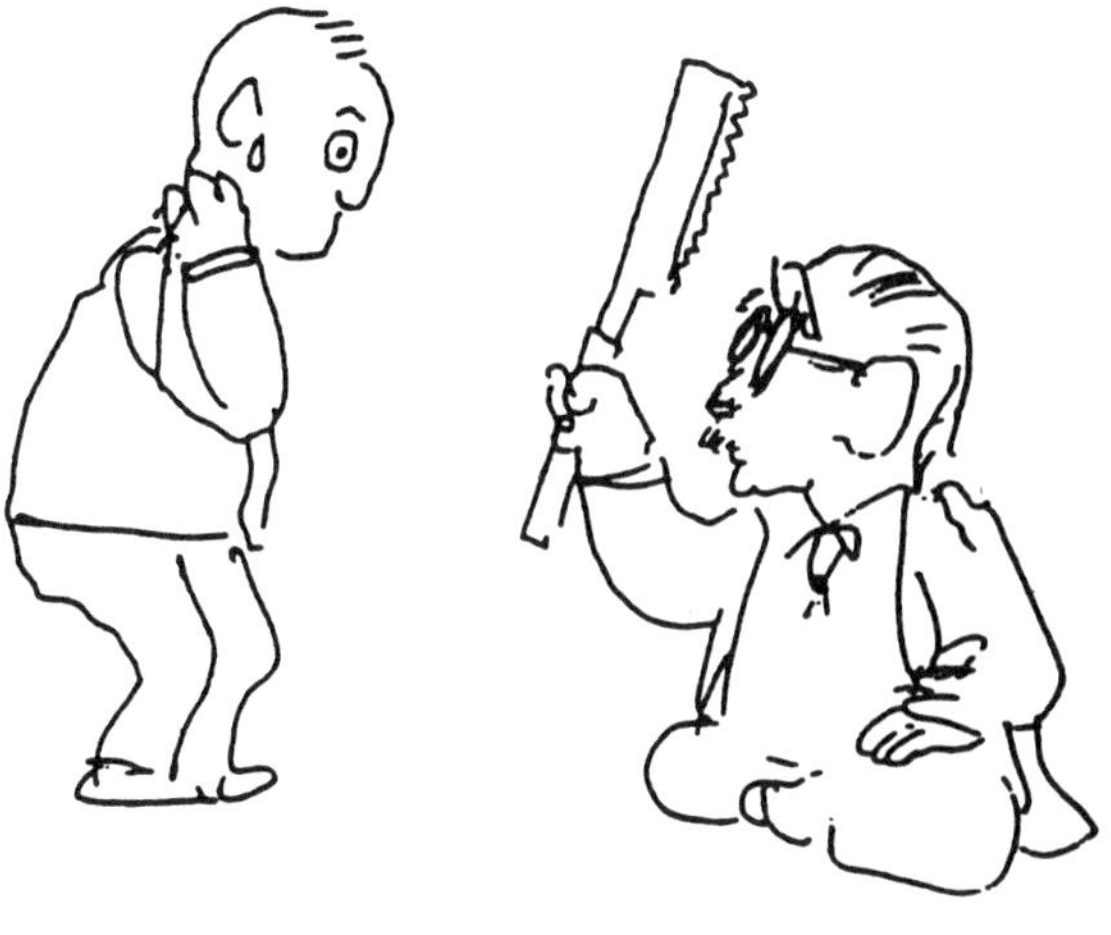

て、肩の痛みに耐えかねて無意識に体をひねったり、曲げたりして、全身が逃げ動いているからだ。無意識に逃げたからだのおかげであって、痛いのをガマンしたおかげではない。

五十肩とか言われてくると、みんなそうだが、肩だけ治してもらいたくて、「ここが痛くてェ」と肩を出す。翁先生はこんなとき、いつもこう言う。「肩だけ治すんだったら、肩こごさ切っておいでげ！　明日まで治しておぐがら……」と、もう決まり文句になっている。

操体の考え方では、いつも、からだ全体を一つと考え、常に全体のバランスを取ることが目標になるのだ。

この農家のアルジのオヤジサンは、ゴザのベッドにまな板のコイのように仰向けになった。翁先生はジーッとコイを視た。そして私に「首ミテミロ！」という。首のうしろ側をさわって圧痛を調べてみろという意味であって、「見ろ！」ではない、「触《み》ろ！」だ。触れてみると、右側の首のうしろにゴロッとしこりがあった。左側にはない。首の中心に向かってグッと押すと、右目を思いっきりかむようにつむり、手も腰もビクビクッと動いた。「こんなにイデグなってんだもの」と言って、二人してオドロイタ。まだコイみたいにしているから、こう言ってやった。

「イネカリはもう終わったんですか？」

と。春だったらタウエでせまる。雑談しているうちにだんだんナマズのようになってくる。ひとこと翁先生が声をかけた。「片っぽの足、曲げないでまっすぐに上げてみなさい」。ナマズは右足を上げた。「ハイ、おろしてェ」。ここで翁先生無言のうちに、ナマズは気をきかして、すぐに反対の足をスッと上げる。先生は元気よく「ダレアゲロッテイッタァ!!　人の言わねごどスンナ!」。みーんなビックリする。私も、またコイになりはしないかと患者を気づかい、イネカリじみた会話のなかにホホエミを作るが、ひきつったナマズの笑顔に、また不安をイダクのだ。突然、翁先生が「ヘッヘッヘェッ」とテレ笑いしながら、「俺、オゴッテンデネェンダ。つい大きい声出してしまうだけだから」と言いわけする。

そんなこんなで私は「どっちの足が、上げやすい?」ときく。すると、ホントかどうか知らないけど「右が上げやすいです」という。だが……、私には左が上げやすいように見えた。まあいいやと思いながら、左の踵をささえ、オヤジサンに「この左の踵を、ゴザの方にゆっくり下げてみて……、どうですか?　どっか、つっぱったり、痛くなったりしない?」と問い質した。すると軽く下げているわりには、腰から肩までいやな感じだという。動きを見ていてもなんとなくぎこちない。「じゃあ、こっちの右足下げてみて、こっちはどう?」ときくと、「こっちは大丈夫だ」という。「それじゃあ、そのままからだ全身で自由に動いて、キモチイイようにスゥーッと動いてェ。……いいなと思ったところで、ハイ、ストン」。脱力がうーんとヘタクソだ!　でも、「上手だねェ、どっかでこんなのやったことあるの?」というのだ。そしてまた、「ジャア、もう一度下げてみてください、ゆっくりですヨ。腰も背中も肩も自由にキモチヨク動いてェ……キモチヨサを味わってェ……腰の力を抜くつもりでェ、ハイ、カクン」。オ・ド・ロ・キ！ウソみたいに上手に脱力した。

翁先生も見ていて思わず「うまい！」とほめてくれた。私はナマズの頭のほうへ行き、もう一度首の後ろの圧痛をさぐってみた。半分くらいになっていた。今度は膝を左右に倒してみてもらった。すると、両膝を右側に倒してゆくと、肩の辺が苦しくなるという。だから「左側にゆっくり倒してみてください」と、私は両手で軽く膝を支えた。「苦しくないように、自由にキモチヨク動いてみてェ」。気持ちのよさそうなところで、「どうですか？　肩の辺も楽ですか？」ときいてみた。するとオヤジサンは、安心した表情で、「ハイッ」と答えた。「腰の力を抜くつもりでェ、ハイッ、カクン」うまいもんだ。「どうですか？　どこも苦しくなかった？」……「ハイッ、肩のほうまでスウーッとしてきました」。一回か二回か忘れたが、動いてみたいだけやった。すると今度は右側に倒しても、肩の辺の苦しさがなくなっていた。「立って歩いてみてください」というと、歩きながら「足のほうがとっても軽くなりました。肩はまだ少し変ですが、だいぶよくなりました」とキクキク動かしている。私は、「最初一〇くらい悪かったとしたら、今はどのくらい悪いですか？」ときいてみる。「五か六くらいってところかなぁ」と元気なナマズ。

今度は、うつぶせになってもらい、片方ずつ膝をゆっくりと曲げてみる。右足の踵がおしりまでつかない。一〇センチくらい離れている。左足も硬いが、こっちは五センチ程度だ。「右と左と曲げられて、どっちの足がつらいですか？」と私。「右足を曲げられると、ももがつっぱって腰も苦しいです」とナマズ。私は、「それでは、右足のカカトを伸ばすような感じで、ゆっくりと足を伸ばしてみてください」……。足が伸びてくる。顔を見るとかなりきばって、ギューッと伸ばしている。そこでどんな感じかと問い質してみると、腰がつっぱって苦しいという。「そんなに頑張らなくていいんですヨ。苦しくないように、もっとフワーッとゆっくり伸ばしてみてェ」。するとまた伸びてくる。今度はからだの動きにも、表情にも無理がないようだ。「どう？　苦しくない？」……「ハイ、こんなに軽くでいいんですか、なんともないです！」。そのままキモチイイように動いてもらい、数秒後「膝を下に落とすようにして、ハイ、ポタン」。これはけっこうみんな上手に脱力できるようだ。

「どうでした。キモチヨカッタ？」……「ハイ、スウーッとしました」。そしてまた、右足を曲げてみると、ウソみたいにペッタン、ペッタンと踵がおしりにくっつく。左足まで踵がおしりにつくようになっていた。これには、見ている人も、本人も、もちろん私まで、いつもビックリさせられる。なんとも人間のからだは不思議だ。

今度はまた、立って歩いてもらうと、肩の痛みが二か三くらいによくなってきたという。足のほうはウーンと軽くなったし……。でも、もう少し腕が上がらないと訴える。欲ばるとケガをすると思いつつ、腰かけてもらい、後ろから肩甲骨の中央をさぐってみた。右側にゴロッとしこりがあった。押すと、イデデデェ！　と顔をしかめて逃げる。この逃げる動きがポイントになる。肩を耳のほうにピクッと動かした。私は右手の中指で、肩甲骨中央の圧痛点を押したまま、「ハイ、この痛みが消えるように、右肩を右耳のほうに引き上げてみてください」。すると肩が上がってきて、「こうして上げていると、この痛み（肩甲骨中央の圧痛）なくなるでしょう」……「ハイ、痛くないです」……「どこもつらくない？」……「ハイッ」……「少しそのまま上げといてよォ……ハイ、ストン」。内心、ヨシッ！　と思った。またさぐってみると、しこりが消え、圧痛もなくなっていた。「もう痛くないです」と不思議そうだ。私だって不思議だ。

そしてまた、立って歩いてもらうと、うーんと、うーんと楽になったそうで、二つか三つ基本的な動き方を覚えてもらい、「あとは自分で、家ででも、田んぼのなかででも、いつでもどこでもやってみてください。でも、もう少しいろんな事を覚えたほうがいいから、あと二〜三回いらしてくださいネ」、といって終了した。帰り際、「刺身にされなくてよかったね」、と目で合図すると、オヤジサンは鯉のぼりのように、オッポをふって帰って行った。オダイジニ！

お客さん
――何度説明してもなかなかわからない

翁先生は、これ一本といっていいくらいに操体を楽しみ、趣味としているようだ。雑誌や新聞を読むくらいで、ゴルフだのカラオケだのはやらない。お酒は大好きだ。でも、何でもほんのちょっとしか飲まない。新年会とかでお酒を飲むと、顔が金華山のサルのおしりのように真っ赤になる。ビールならコップ一杯、お酒ならオチョコ二杯ってところかな。テレビは自分が映っていても「見なくていいよ」と見向きもしないが、新聞には必ず目を通す。操体のことなどが新聞に出たりすると、よぉーく読む。そしてこう言うのだ。「俺考えたんでネェんだ、そうなってんだから仕方ネェ」と……。そうこうするうち新聞を読んだ患者さんが、ワンサカ、ワンサカと温古堂を訪れる。私などが懸命に指導していると、「今君、忙しくて大変だなぁ、新聞社に文句言ってやれ！」と本気な顔で、私たちを元気づけてくれる。こんなやさしい先生だ。

翁先生は、温古堂でワイワイお話したり、お茶を飲んだりしているとき、うーんと幸せそうだ。たまにお客さんがカメラを持ってきて「先生、一緒に写真撮らせてください」とお願いすれば、ちゃーんとヨソユキのいい顔でポーズを作り、にっこりサービスしてくれる。ヘッヘッヘェー……、カシャ!、百万$のエガオ、ってところかな!?

お客さんのなかには、あまり操体の考え方を理解しないで、翁先生に質問する人もいる。こんな風にだ。「先生、腰痛い人はどういう動きをしたら治るんですか?」とか、「神経痛の人には、どういった動きが効くんですか?」などと、症状に対して、どの操法をやったら効くのか?といった質問をぶっつけるのだ。

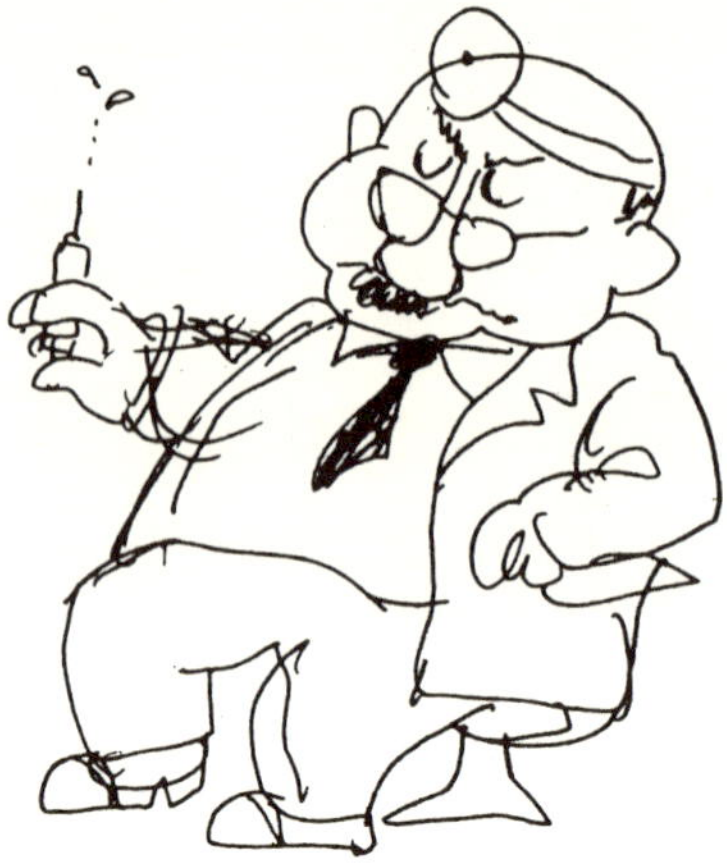

すると翁先生は「キモチのイイことすればいいのさ」と、最初はやさしく教えてくれる。お客さんは、「そうですか!? ふぅーん」とわかったように相槌をうつ。そしてまた質問だ。「先生、背骨が曲がってくる側彎症なんかは、どうしたらいいでしょう?」とくる。次第に翁先生の鼻息も荒くなってきている。「キモチイイかワルイかで決まるんだ」と、さっきよりは完全に大きな口調になってくる。お客さんは「あっ、そう

ですか⁉」と応え、うなずいてはいるが、まちがいなくわかっていない。私はそろそろカンニン袋の緒が切れるゾォーと横目で知らんぷりして、そのやりとりに耳を傾ける。こんなときの私のカンはよく当たるのだ。お客さんが、「先生、内臓の病気なんかはどうしたらいいんですかねェ？」と、ついに峠まできてしまった。こうなったらもうオシマイだ。もうだれにも止めようがない。

「ソンナゴド、オレ知らネェ⁉」と怒鳴り、雑誌を片手にソッポを向いてしまう。「こいつ、なんぼ言ってもわがんネェな！」と思っているのだけど、そこまでは言わない。

お客さんはなんで怒鳴られたか？　と顔をひきつらせて逃げ場を失い、おかしくもないのに私たちに笑顔をふりまくのだ。すると翁先生はいつもこうだ。「今君」といって手でサインを出し、「膝のうら、さぐってみろ」……。お客さんはいつものようにゴザのベッドを逃げ場として与えられる。「どうぞ休んでみてください」と丁重に誘導され、私のエジキになる。こんなお客さんに、私はいつもこう言っている。「病名とかに関係なく、土台となる足のほうから全体のバランスをとることが操体の基本ですから……」と言いつつ、〝ギュッ、グリグリッ〟と私は膝のうらのしこりをちょっとだけさぐってみる。「イデデデェー」と相手はびっくりする。

こんな様子を見ているときの翁先生は、うーんとうれしそうに笑う。そして「キモチイイことすればいいんだ、ウソかホントか試してみるヤジウマ根性があればいいのさ」と言ってニコニコしている。お客さんも、そんな翁先生を見てひと安心したのか、なんとなく理解できたつもりの顔で「ありがとうございました」と、溜息まじりに汗をふく。そうこうするうちに、お茶入れ名人の受付のミヨちゃんが「ハイ、ドーゾ」と翁先生ご自慢の芽茶（一〇〇グラム六〇〇円）の大サービスだ。お客さんもいろんな汗を流した後とみえて「おいしいですネェ」と芽茶をほめるものだから、翁先生もうれしくなってメチャメチャに喜んでしまい、操体のことなんかそっちのけで、ドンドンいろんな話をしてくれる。

「オレ中学ンとき、箱根八里歩いてたんだ。そしたらカナヘビ出てきてェ」と、これはいちばんキライなヘビの話だ。「そしたらオレ、三〇〇メートルくらい走って逃げたもんナァ……オレ、ヘビくらい大きらいなものネェんだ」と眼鏡をヒョイとおでこの上に乗せ、ヘビにでも追っかけられているような目で、ワナワナ笑いながら話してくれる。そしてまた、「中学ンとき、俺の机の中さヘビ入れていったヤツいでなぁ、オレ、手でつかんで、外さ投げてやったんだ」と、なかなか見られない自慢顔で、どんなもんだ！　と言わんばかりに話すのだ。いやはや、そのときはよほどこわかったんでしょうネ……。

そのあとは、カラスの話とか、花の話とか、おばあちゃんの話とか、いろいろしてくれてお客さんもひと安心、おこられたり、ほめられたり、汗をかいたり、涙をこぼしたり、ほんとに温古堂は毎日毎日いそがしいのだ。

トラック野郎
——操法の秘密を盗む

二十四歳の彼は、長距離トラックの運転手だ。十七、八のころからチョコチョコ腰を痛め、「もう仲良しなんです」と苦笑い顔で話をする。痛い腰に手を当てて、足を引きずって翁先生を横目でチョロッと見る。

今日の翁先生はちょっと機嫌がいい。初めからニッコラカッコラ、「アンタ、背高いなあ、なんぼあるの?」とほめる。「ハイ、一メートル八〇です」と、からだをくの字にして腰痛いのに顔をひきつらせながらニッコリして照れる。「ホォーッ、たいしたもんだ」と、翁先生も本気でビックリして感嘆している。

そんなこんなのあとで、いつものゴザのベッドに「寝てみなさい」と言う。

少し痛そうに仰向けに寝た。「カカト出るくらい下がってみてェ」。このように寝たほうが安定するらしい。「首診てみろ」の合図で私は、でっかいトラック野郎の首をさぐってみた。「ゴロッ」としたこりが右側にある。思いっきりギューッと押すと、「イデデデェー」とハトが豆鉄砲をくらったような顔をしている。それを翁先生はニコニコして楽しそうに見ている。そして、無言で私に合図をくれる。手で操法の指令を下すのだが、なかなか難しい合図なのだ。私もそれを覚えるのにひと苦労する。最近なんとなく身振り手振りを見て、操法がアレだ、コレだとわかってきた。本当は秘密にしようと思ったけど、ここでちょっとだけ公開しよう。

まず、翁先生が人さし指を左右にヒョイッヒョイッと振ったときは、膝を合わせて左右に倒す動き。次に両方の手を軽くにぎって自転車のハンドルを動かすようにヒックヒックとやったときは、カエルさんの動き。肩を上下にカックンカックンするときは、肩の上げ下げの動きをやってみる。とまあ、こんなサインがビュンビュン飛び交うのだ。私はそれを横目で見ながら操法をやる。でも最近は、新聞だの雑誌だのに目を奪われ、治療する私のほうに合図をくれず、「ウソかホントか、まあなんでもいいからヤッテミロ」と勉強させてくれる。

トラック野郎に話を戻そう。基本的な操法をいろいろとやってはみたが、キモチイイっていう動きがなかなかないというか、感覚しにくくなっている。こんな人はけっこう多いようだ。こういった人には、最大圧痛点（押すとうーんと痛がる所）を求めて、無意識に逃げる動きを見つけて、それをチョッチョッと誘導し、操法に応用するのだ。これがいちばん手っ取り早いと翁先生はよく言っている。

「無意識の動きはぜーんぶバランスをとる動きだ……」

直接翁先生のからだをとおして教わることも多い。内緒の話だけど、翁先生もやっぱり人間。からだには歪みがあるもので、足とか首とか触ってみて〝グリグリ〟と押さえると「イデデェー」と、からだ全体でピクピクッと逃げるのだ。かわいそうだからとそーッとさわれば、「他人のからだだから自分は痛ぐネェんだがら、もっとギューーッとオサゲ（押さえろ）！」と、本気でおこられる。きびしい先生なのです。

そんなこんなと思い出しながら、トラック野郎をうつぶせにし、腰をチョッチョッと押してみて、「イデデェー」という所を見つけて、やさしく〝ギュッ〟と押した。ここで押している腰の所だけジーッと見ているようではさみしい話だ。全身まるごと一つに見る。するといろんな逃げ方をするもので、腰をグネッとひねる人、背すじをビシーッと伸ばす人、足をジタバタさせる人など、さまざまである。

このトラック野郎はどういうわけか、右手を〝ヒョッ〟とねじったのである。

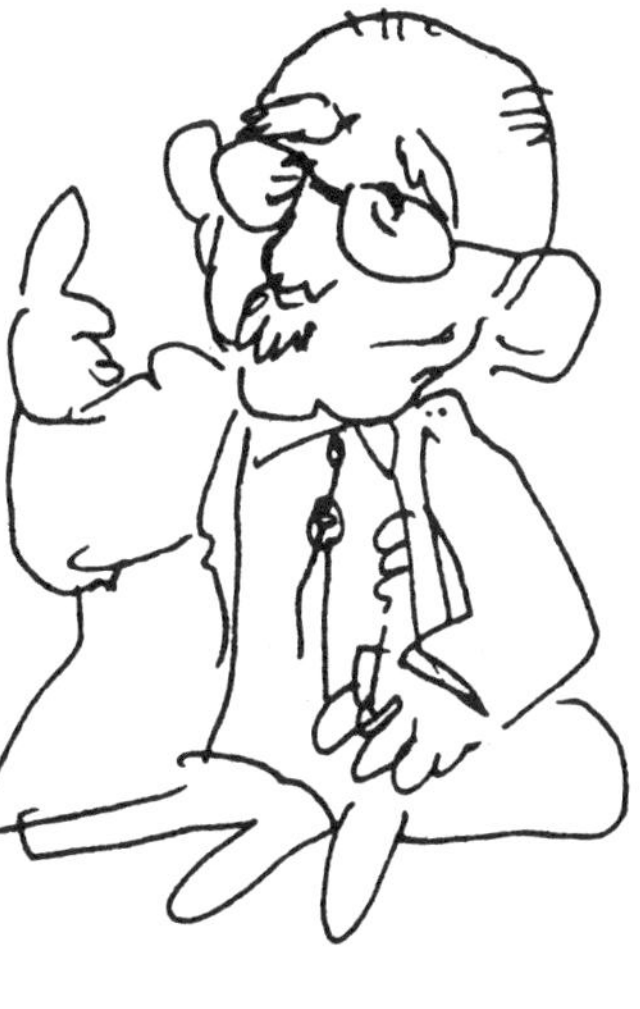

これだ、これだとヤジウマ根性がくすぐられる。ここからがウソかホントかの世界である。まずは、だらりとベッドの下に向いた手を、内と外にねじって動診してもらう。どっちにねじったか忘れたが、ねじりやすいほうに動いてもらい、気持ちよさそうなところでそっと手をとめた。「肩も背中も自由にキモチヨク、ゆっくり動いていいですよォ」とやさしくていねいに言ってやり、私の左手は腰の圧痛点を〝グリグリ〟押している。「この腰の痛いところどうかナ?」……と、問い質すとともに圧痛が消えているのを私も左手指で確認する。「アッ、痛くないです」。「ハイ、そのままイイ格好を味わってェー」……、気持ちよさそうな表情を横目でチロッと見て、「ハイ、カクン」と合図をした。これがまた上手に脱力できた。「ヨッシャー!」と思った。すると腰の圧痛もほとんどなくなり、手のねじれも大丈夫、同じくらいになった。起きて歩いてみるようお願いしたら、体を真直ぐにして立っている自分の姿を知らずに、「アレーッ、楽になったァ」とキョロキョロしている。これ一回の操法で決まったような気がした。いつものように「あなたが自分で治したんですヨ!」と言ってやった。そして翁先生命名の『トイレット操法』を少し覚えて、頭をカリポリかきながらモソクサと帰って行った。

私なりにこの患者さん(トラック野郎)から教わったことは、まず足は土台として本当に大切なのだけれども、トラック野郎という仕事上のからだの使い方を考慮しなければなァ……ということ。それから、操者が腰の圧診時に全身のちょっとした無意識に逃げる動きを見逃していることが多く、これまた要注意だし、本当の快感を味わった動きのときこそ上手な脱力もできてくるんだなァと、キモチヨサが相関連動してゆく姿に魅せられてしまった。

キモチイイ！　と本当に感じ取れる動きが、一連の操法のなかで、どのぐらいあるのだろうか？　きっと一つか二つぐらいなんじゃないかなァ、と私自身感じている。

自分なりに操者としてやっていると、まあ、ずいぶんとムダな操法をたくさんやっているみたいだ。〝歪《ひず》み〟を考えてみても、全身に連動していっているはずだから、どっかに根本の歪みがあって、影の歪みがあったり、また、陰の歪みもあると思うし、フーム……、ムズカシイなあ、ヘタな鉄砲も数撃ちゃ当たる……でもいいけど、やり過ぎるとこれまた困る。

「ヤレヤレ、他人の原始感覚なるものはなかなかわかんないもんですヨ」なーんて私が言うと、翁先生いわく、「これは聞いてみるっきりネェなぁ」……。まあ、難しさがあるからやりがいも出るんだけども、苦しさから解放されたときのその人のうれしそうな表情が見られるキモチヨサを求めて……。

「私が治したんじゃなくて、あなたが自分で治したんですヨ」

となるわけだ。

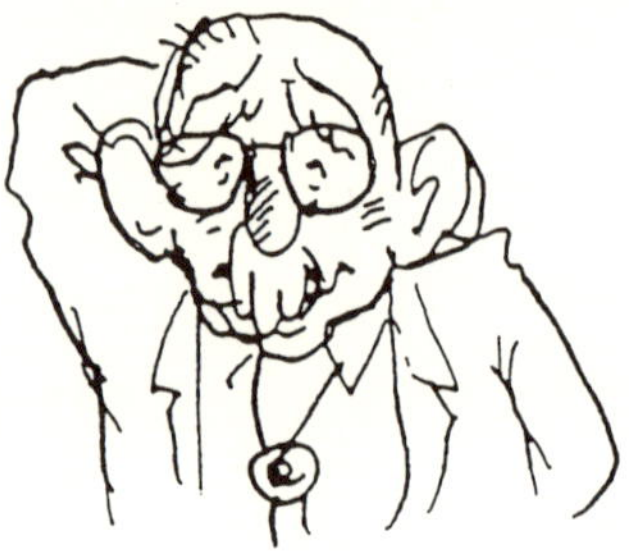

パンク
――タイヤを直す要領で

笑顔の似合う二十歳のＯＬさんだ。一ヵ月前に温古堂に来たときは、腰に手を当てて、ヒクヒクして歩いていたのだ。そのときは一回で治ってしまって、ただびっくりして帰った。

今回は首を押さえて、「寝ちがえちゃってェ」と、また治してもらうつもりらしい。歩き方をチラッと見ると、左足がうまく前に出なくて、腰がグッと反り返っている。本人は首だけ治してもらえば……と思っているだろうが、こっちはそうはいかない。

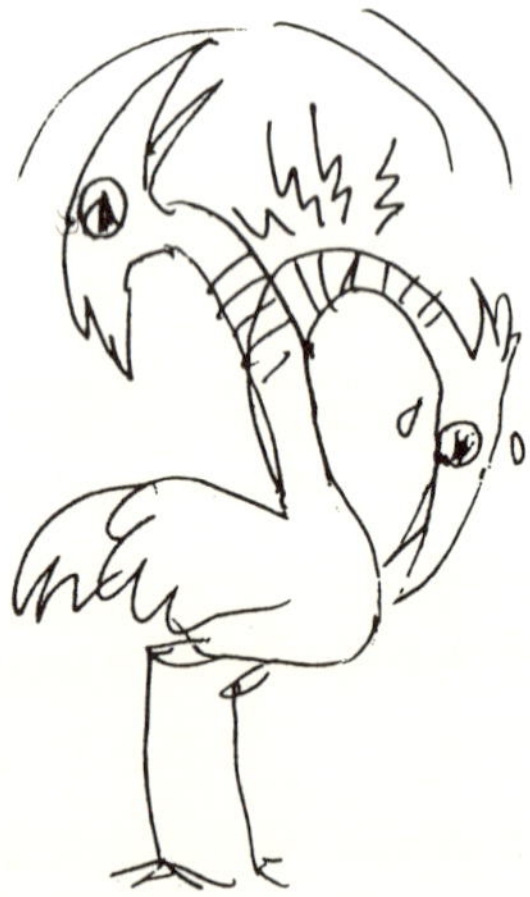

仰向けに寝てもらい、一応、形態観察だ。だれが見てもわかるように左足が内側にねじれ、腰が反り返っている。もちろん肩や首もシッチャカメッチャカに変化している。そしていちばん目についたのが、恥骨がガクッと下がっている、というところだ。私は、

「足を治さないとダメだなぁ」

とブツブツ言いながら、いたずらにこんな質問をするのだ。

「○○さんは自動車運転するの?」

ＯＬさんは、「ハイ、しますよォ、昨年免許取って……」とニコッと笑う。私としては、免許の話などどうでもいいのだ。そして私は、「タイヤがパンクするとハンドルはガタガタするようになるでしょう」と、ハンドルを持った格好をして両手を大げさにゆらして見せるのだ。「このハンドルがあなたの今の首ですヨ、ね！　だからパンクしてるんですよ、この足が」と言いながら、私は足のパンク修理にとりかかるのだ。

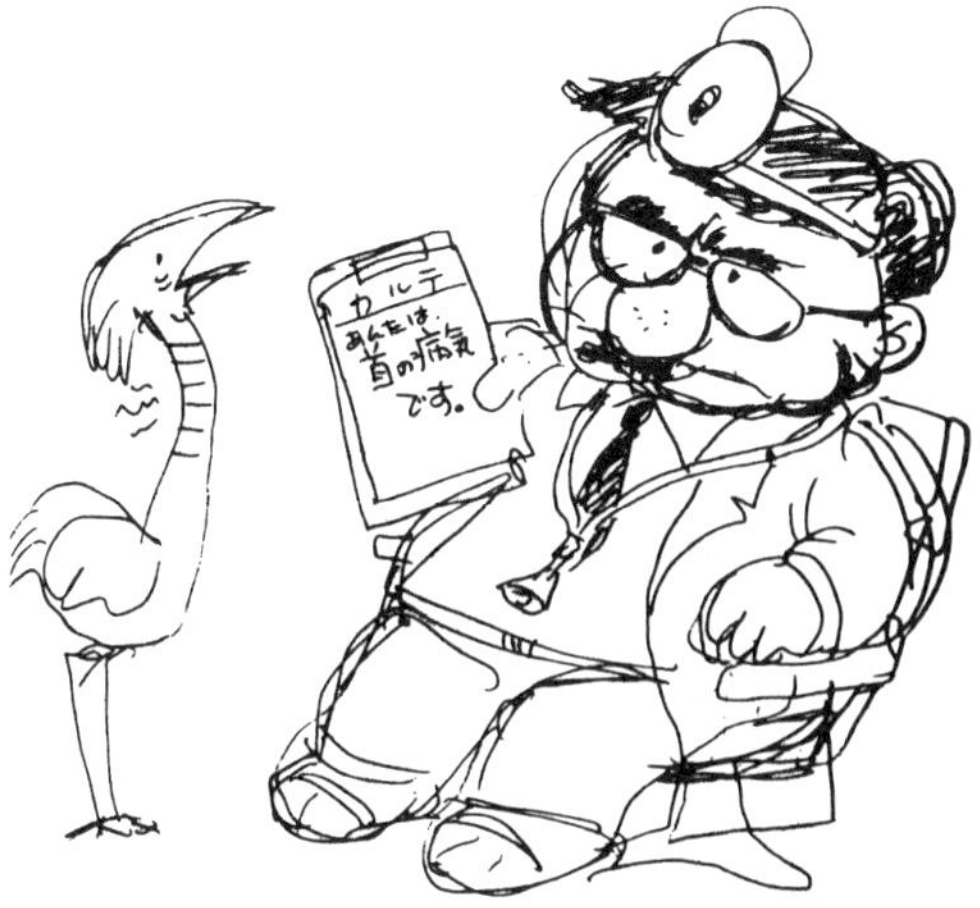

「はい、膝立ててください」と、いつものように膝うらのパンク穴を見つけ出す。「ほーら、ここがパンクしてるんだ！」と言いながら、しこりをグッと押さえる。「いたいっ！」と彼女のつま先が上がり、私の内ももを突く。と同時に、おしりがビクッと上がって落ちた。これをよーく見覚えておくと、後でうーんと役に立つ。

そこで、パンク穴ののりづけ作業が始まる。私は「ハイ、つま先をスウーッとそり上げてください」と言いながら、右手で膝うらのしこりが消えるのを確かめて、「ほら、こうしてつま先上げていると、この痛みがなくなるでしょう」と言って、さっきしこりのあった所をくりくりと押さえてみる。するとＯＬさんが「ハイッ、なくなったみたい!?」と目をパチクリさせてつま先を上げている。そして「ハイ、おしりも少し浮いてきていいですヨー」と言うと、さっきのおしりがスゥーッと浮いてくる。「苦しくないですか」と問い質すとＯＬさんは、「腰が伸びてキモチイイです」と言う。そして三～四秒だっただろうか、「ハイ、おしりとつま先を落とすように、ハイ、ストン」と力を抜いてもらった。うーんと上手に抜けたようだったが、「どうだった、キモチヨカッタ？」と念を押す。とＯＬさんは「ハイ」と安心したような表情で天井をみつめる。「もっとやってみたい感じする？」と聞きながら、やってみたいというだけやった。三回目が終わるとＯＬさんは、「もういいみたい」と言う。そこでまた、膝うらのしこりをさぐってみたら、もうほとんどなくなってしまっていた。これでのりづけ終了。今度はタイヤに空気を入れることになるのだ。

うつ伏せになってもらい、顔は楽なほうに向いてもらう。私は踵《かかと》をおしりにくっつけるように曲げてみた。「右の感じと左の感じと、どっちがつらいですか」と、ゆっくりと曲げてやる。このＯＬさんはペタペタと踵がおしりに楽につく。しかし「左足を曲げられると腰のあたりが少し苦しい感じがします」という。私は少しぐらいだったらまあいいやと思い、この動きはやらないことにした。それよりも『カエルさん操法』をやってみようと、内心さっきから思っていたからだ。

「では、この右膝をわきの下の方にゆっくりと引っぱってみてください」。するとＯＬさんはズリズリと上がりにくそうに上げた。表情にも余裕がない。「苦しいときは無理しなくていいですよ、ハイ、下ろしてェ……今度は左膝をスウーッと引っぱってみてェー」。と、ＯＬさんの足がスススーッとスムーズに上がっていく。私は「左足上げるほうが楽でしょう」と上げやすいほうを言い当てるのだ。するとＯＬさんは「ハイ、こっちのほうが上げやすいです」と自分の感じを私が言い当てたことにおどろいている様子だ。さすがに私の眼は確かだと、誰が見てもわかるようなことに自信を深めるのだが、後でハズレることになるのだ。私は「ハイ、そのままこの左膝引っぱってェ」と言いながら、足首のあたりを支えている。「大丈夫ですかー？」と聞くと、「ハイ」と返ってきた。「そのまま引いててよー」と言いながら、よさそうだな、と思ったところで止めている。「腰の力を抜くつもりで、ハイ、ストン」、抜き方がちょっとおかしいなと思いつつ「大丈夫だった？」と尋ねると、ＯＬさんは「ハイ」という。だから「もう一度引いてみてェー」とつづけて二回やった。そして今度は、さっき上げにくかった右膝を引き上げてもらった。「今度はどうですか」と聞くと「まだつらいです」とギコチナク動かす。変化していない。

二回ぐらいやっても変化しないようなときは、五回やったって同じだな、などと考えながら、今度は、左膝を引き上げている格好から下にふみ込むようにしてもらった。私はＯＬさんの踵のあたりを手で支えながら、「腰を自由に使ってキモチイイように動いて、いい格好に自分で作ってみてください」と言うと、ＯＬさんのからだがきれいに連動して、全身で動いているように見える。私はこれだな！　と思い、さらに踵の支えに安定をはかり、腰に快感をうながす。「ハイ、腰の力を抜くつもりで、ハイ、カクン」。ＯＬさんからキモチよさそうに溜息がもれた。つぶれるようにうまく抜けた。「どうでした？」と聞くと、「腰のあたりから背中のほうまで背骨が一本になったようで、キモチよかった」という。これ一回でやめた。そして右膝を引かせたら、ススーッとスムーズに上がるようになっていた。この人にはこの操法がいちばん効いたな！と思った。そして「立って歩いてみてください」と言うと、むっくり起き上がり、肩とか首のあたりをちょこちょこ動かして、「治りました！」とにっこり笑っている。私は「やっぱりパンクしてたんだね。自分でも家でやればできるんだから、だんだん覚えてやってくださいよ。自分で治せるようになったら、ここ（温古堂）に来なくたっていいんだし、お金もかからないし、いいでしょう！」というと、また悪くなったら来ればいいいんだ！　ってな顔で、「ハイわかりました」と、猛スピードで夕方の仙台の街に消えていった。

ほっぺた
——人の痛いところがわかるのがプロだ

足首捻挫の農家の主人だ。娘さんと一緒に来た。正座をすると左足首がつっぱって痛いという。仰向けに寝てもらい、一応、形態観察をする。完全に左足の方が長く見える（三センチくらい）。それに外側へ倒れている。一応娘さんにも見てもらい、びっくりしてもらう。「痛いこと絶対しないからネェ」と言いつつ、私はなんとなく、足趾《ゆび》のうらを一本一本じっくりとさぐってみた。すると、「イデデェー」と顔をクチャクチャにひん曲げてギブアップを宣告する趾がある。かわいそうだけど、「こんなに痛くなってんだ！」とわざとおどろいたふりをして、もっとつまんでやる。左足の第二趾だ。腰をピクピク動かし、「もう助けてくれ！」とでも言わんばかりに私に目で訴えつづける。「痛いことしないから」と言った手まえ、あまりつまむとウソになると思い、少しでやめるのだ。でも、ほんのちょっとの力でコリコリ触れているぐらいで、左足第二趾のうらの激痛をもがきながら訴える姿をじっくり拝見させていただくのも、後々の操法に役立つのだ。右足を同じぐらいにつまんでみても、痛くないと言う。本人は足首捻挫したのにどうして足の趾なんて……、と思っているに違いない。

次に、いつものように両膝を立てて膝うらのしこりをムンズとつかむ。左側に硬くなったアンコロモチでも入っているかのように、ゴロリとしこりがいた。いるぞ！と思って、いちばん痛そうなところを顔を見ながら、ちょっとだけグリグリと押しつまんだ。イデデデェ！　腰を弓なりに反り上げ、左足はベッドから浮きはねる。私はまたおどろき、「ほらぁー、こんなに痛くなってんだものォー」と左右の違いを思いっきり訴えてみせる。すると彼も、たまげる（びっくりする）。

普通は左足のつま先を上げてもらうと、膝うらのしこりがけっこう消えるのに、この人は消えない。ふーむと考え、今

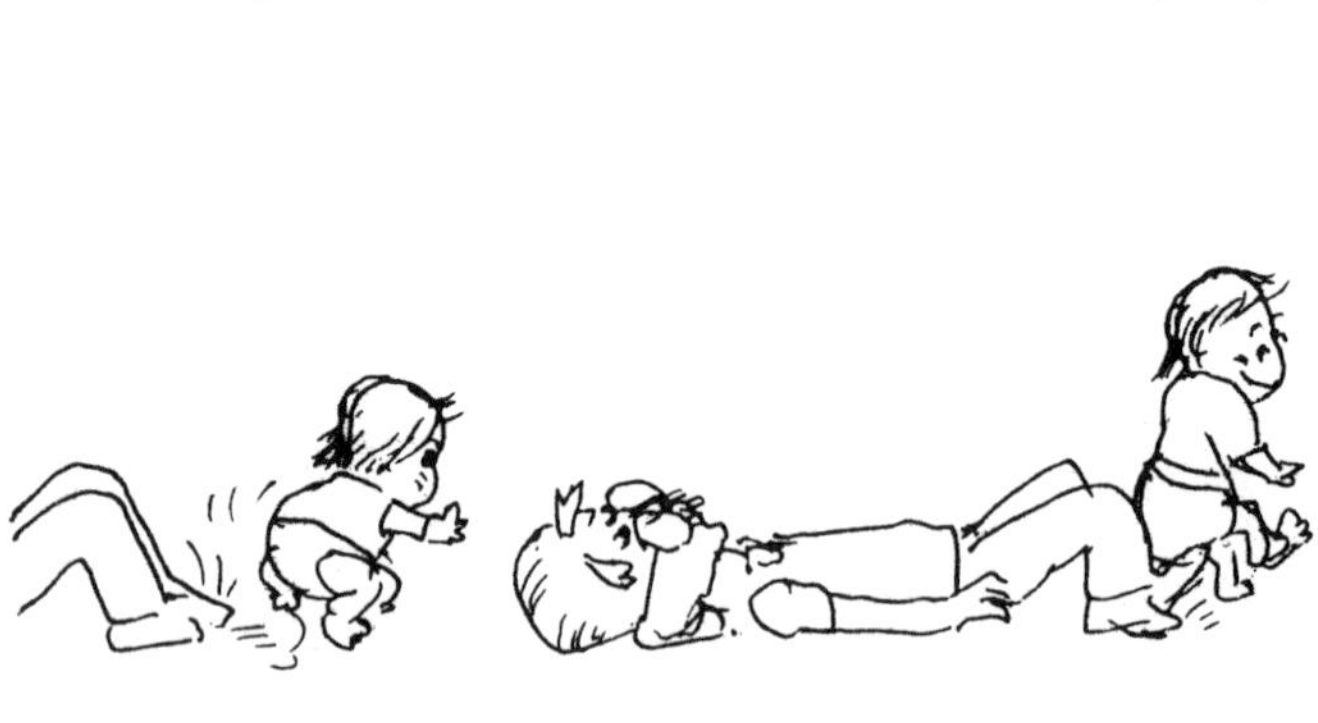

②ハイ、ストン……　　①スーッと上げてみて……

度は右足のつま先を上げてもらい、左膝うらをさぐってみた。すると、硬かったアンコロモチが、つきたてのようにフニャフニャになっているではないか。シメシメ、これだ！　と内心思ったが、口には出さない。「ハイ、右足のつま先そのまま上げててよォ……、どこも痛くないですね……、ハイ、ストン」。上手に抜けた。右つま先上げ、これ二回やったら左膝うらの圧痛がなくなってしまった。

次に、うつ伏せになってもらい、片っぽうずつ膝が曲がるように踵《かかと》をおしりにつけてみた。ところが左足が硬くておしりまでつかない。左足を曲げると痛いらしく、腰をピクピク動かす。この動きが大切だ。私は「左足を曲げてゆきますから、痛くなったら腰をちょっとひねって、痛みから逃げるように動いてみてェ」と言った。そして膝をソロリソロリと曲げてゆく。顔を見ていると痛いのがわかるから……。踵がおしりにつく五センチぐらいのところで、彼の顔は歪《ゆが》み始めた。「ハイ、痛みから逃げるようにおしりをねじってェ」と私は足

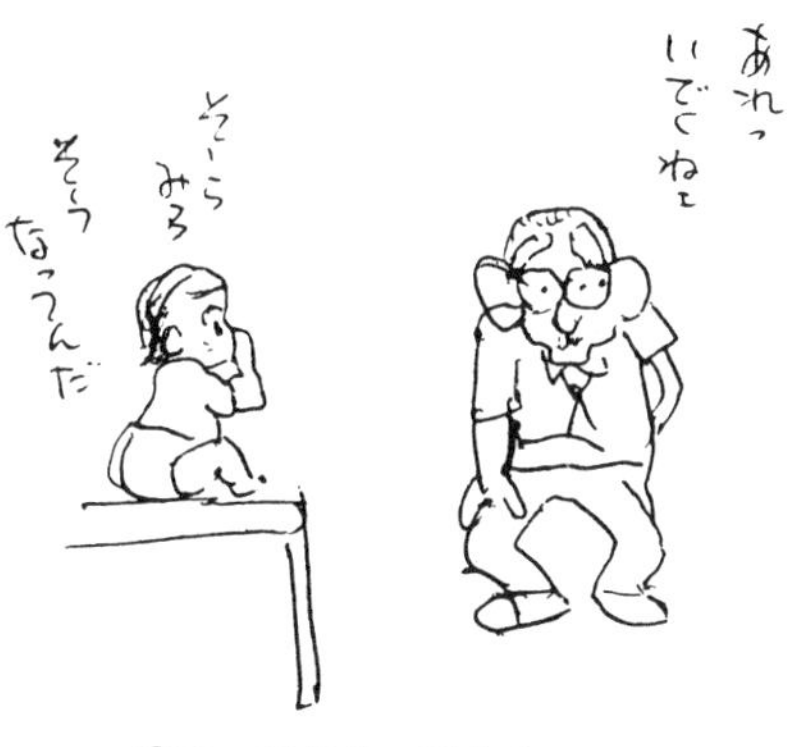

④立ってあるってみろ……

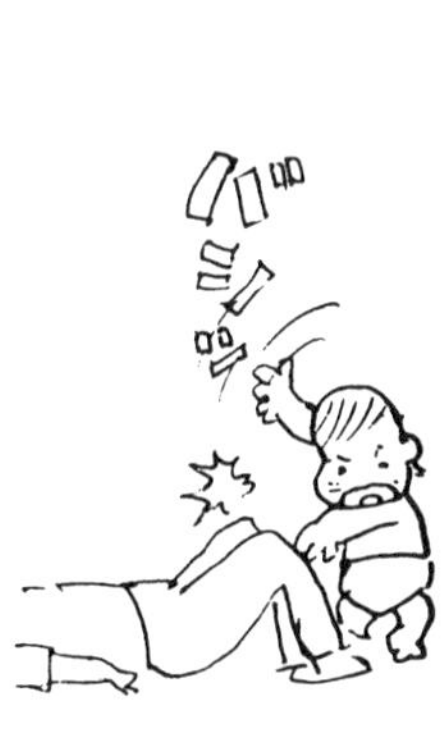
⑤バシッ……

を五センチのところで支えたままにしている。左のおしりがねじれてきた。さっき逃げたのと同じ動きだ。「どうですか、痛みなくなった?」……「ハイ痛くないです」……「ハイ、そのままおしりをねじったままでいてよォー」と、私は顔の歪みの消えるのを確かめて、「腰の力を抜くつもりでェー、ハイ、カクン」。うまく抜けた。これを二回やった。すると踵はペタンペタンとおしりにつくようになった。「痛みもなくなりました!」と、後ろをふり向いてほっぺたにゴザのアトをつけて言う……。

その後、ほっぺたをまたゴザにつけ、次に左足首をひねる動きをためす。うつぶせになって、片膝だけ曲げた格好にして足首を内と外にひねってみる。すると彼は内にねじると苦しいと言う。だから、その内から外のほうにねじるよう私はお願いした。私の手は、片方は踵を、もう片方はもちやすいように足趾のほうを全体的にかるーく支えている。

足が徐々に外にねじれてくる。私は肘《ひじ》をしめて、その動きを腰で受けとめるために、ドッシリとソフトにその動きについてゆく。「キモチイイように腰も背中も自由に動いていいんですよ」と言いながら、彼の全身の動きの連動の美しさを感じつつ、タタミのアトのついてないほうのホッペタの側の片顔をチラッと見る。けっこう気持ちよさそうな顔をしていたので、私は手を止め、さらに安定をはかり腰で支えた。一瞬、私と彼のからだは一体となって、快感をかもし合っているような世界になる。……数秒たっただろうか、なんとなく私は「ハイ、スポッ」と言った。彼が脱力すると、私もつられるように、足の支えの力も、全身に充実した力もホッと抜け、フゥーッと溜息がもれた。自然にお腹に空気が入ってくる。これがまたウンとうまい。まさに快感の共有である。

翁先生は内緒で、私にこう教えてくれた。

「人の痛いところがわがンのがプロよ」

「人のキモチイイのがわがンのがプロよ」

触診の大切さと、操法の極意をたんたんと、さも平然と説いて見せてくれたわけだ。

翁先生は患者さんの快感をキャッチしながら、操法をやっているんだ。そうか、すべてが原始感覚なのか！　と思いつつ、農家の主人の足首をまた内と外にねじってみる。思ったとおり、苦しい感じは快感のなかに消えてしまっている。「立って歩いてみてください」……「足が軽くなりました」……「今度は正座してみてください」……。彼はモソクサとベッドの上に正座する。

「あれェ！　正座できます。つっぱる苦しさがなくなりました」

おどろく主人に、私はさも当然だ！　と言わんばかりに、「治るようになってんだから、自分で治したんですよ」と知らんぷりする。

そして、足の長さが違っていたのはどうなったかなぁ、と思いつき、「ちょっと仰向けにもう一度、寝てみてください」と事もなげに言う。チョチョッと足を動かしてみて、アラッとおどろいた。ぴったしカンカンである。

でも当然のごとく、「足もそろったし、大丈夫だ！」と言いながら、最初との違いを娘さんにも見てもらい、みんなでびっくりする。私もビックリしたが、あたりまえだ！　とでも言わんばかりの顔で平然とカルテに記入した。

〝動き方が上手だ〟と……。

ア・イ・ウ・エ・オ
――背伸びのなかに生まれた快感

街角でちぢこまっていた枯木たちが、ぬるく春くさい風につつかれながら、目を覚まし始めている。定禅寺通りは四列にズラリと平行してケヤキの大木が並び、土のなかでは根っこが懸命に水を吸い上げ、新春の発芽の準備でワタワタしているころである。

「初めてですけどォ……」と八年間も首から肩が重苦しくシビレ、肩も重荷を背負っているようで本もまともに読めず、ましてやアゴがガクガクはずれるようで言葉もうまく話せない、という三十代のある学校の男性教師である。

原因はケンカを止めようとしてその餌食になってしまい、〝ラリアート〟を喰ったとは言わなかったが、まぁ、そんな感じの事故だったらしい。さっそく仰向けに寝てもらい、私は彼の頭のほうに位置し、さかさまになった彼の表情を観察しつつ、手先は頸《うなじ》から肩のあたりをウロチョロさぐり回っている。かるーくなでるように調査するうちに、コロンとしたしこりに指先が止まる。「あらーっ、これでは痛いわぁ」と、しこりを押したときの痛みの準備をふまえて言うのだ。そして右側のしこりをズン！　と押さえこむ。すると私の予想を裏切って、表情にも体動にも変化がない。「痛くないですか？」と私は、少々強めに押している。「痛いですねェ」とたいしたことはなさそうである。そして彼は、「なんか鈍っているようで、あまり感じないみたいです」と言うのだ。こんなのを感覚鈍麻というのであろうか。

そこで私は、手をズルズル肩の下に入れてやり、肩甲骨の中央をさぐり始める。ここもやっぱり首のうしろと同じく右側がバンとつっ張っていて、私としては痛そうに思うのだが、なんともなさそうな左側のほうが痛いというのだ。

私は変だなぁと思いながらも、まぁいいや！　と足のほうに逃げることにした。「ちょっと足のほうも診てみようねェ」と言いながら私は、稲田センセに合図した。稲田センセは温古堂三年生で、私は五年生だ。稲田センセは、立てた膝のうら側をもぞもぞくりくりさぐっている。「アイテテテェ！」とベッドに横たわる人物の右膝が天井にハネル。私は、「やっぱり足のほうもアンバランスになっているなぁ、つま先をそり上げてみてェ」と言いつつ、動診に入る。チョコチョコとつま先を上げている。「どっちが上げやすい？　右？　左？」と言うと、彼は「左が上げやすいです」という。「それじゃあ、左のつま先をそり上げてください」と、私は彼の頭のほうで言っている。稲田センセは、彼の足の甲に手をそえて、支えを作って安定をはかっている。

「腰のあたりも気持ちよくなるように動いてェ……ハイ、ストン」と私は号令係になりすまし、二回これをやった。稲田センセは、また膝うらをさぐっている。これで膝うらのしこりはすっかり消えてしまった。となればいいのだが、これがまた頑固なしこりで、しつこいのだ。仕方ないから今度は右側のつま先を上げて、ストン！　とやった。二回やったが、しこりは嫌われるくらい根性があるようで、まだまだ元気だ。今度は、稲田センセが「膝倒しやってみましょうか？」というので、私はウンウンと合図した。左側に両膝を倒してゆくと、右のおしりのあたりがつっ張って苦しいというので右側に倒してもらい、「気持ちよく動いてよォ」と私は号令をかける。「ハイ、ストン！」これを二回やった。そしたら右のおしりのつっ張りが消えていった。それにあの頑固な膝うらのしこりも、見事にどこかへ行った。

どれどれ肩のほうはどうなったかな、と思いながら私はさっきの肩甲骨の中央をさぐってみたのだが、まだまだゴロリと硬くしこっていて、感覚が鈍っているようだった。二秒が過ぎた。私はふと右腕をねじってみようと思い、すぐさま行動に移した。彼は膝を立てて寝たまま、腕を内と外にねじった。「内側にねじりにくい」というので、腕を外側にねじることになる。稲田センセが彼の手を支え、私は彼の右の肩甲骨の中央をグリグリと押しつづける。「手をねじってェ、肘《ひじ》も肩も背中も自由に気持ちよくなるように動いてェ」と私は、グリグリ号令をかける。稲田センセも気持ちよさそうなところを見計らって、安定するような支えを作っている。

　そのときだった。手をねじってギューッと背伸びをしているような彼の口から、「あーっ、きもちいい！」と、飛び出したのである。

私もびっくりしたが、「ハイ、そのままじーっと気持ちいいのを味わっていていいですよォ」と、肩甲骨の中央の筋がメリメリとほぐれてくるのを感じながら、「ハイ、全身の力をいっぺんにー、ストン」と言った。すると「あー、気持ちよかったぁ」と風呂からでもあがってきたような顔を、私の目の前にさかさまにして言うのだ。そしてフゥーッと溜息をもらし、もぞもぞ肩を動か

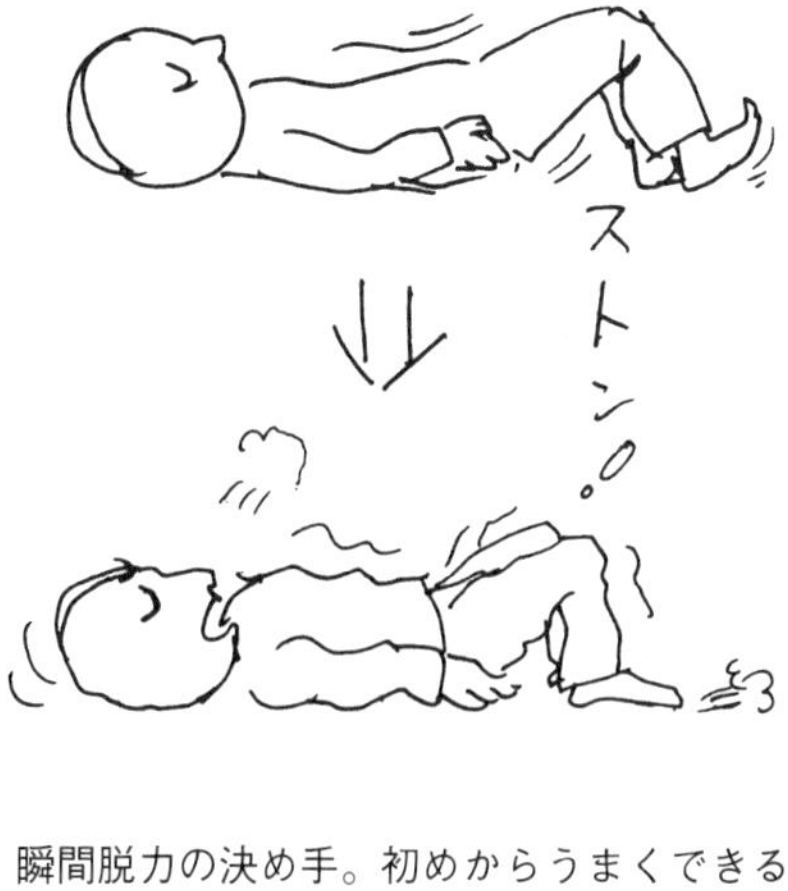

瞬間脱力の決め手。初めからうまくできる人はたいしたもんだ（エライ！）

している。

私は「もう一度やってみますか?」と尋ねる。「ハイ!」と、もちろんさ! と言わんばかりの表情で答える。くり返し溜息をつきながら、三回背伸びをするような格好であった。三秒が過ぎ、私はまたまた肩甲骨の中央をさぐった。するとさっきの半分以下の押し方なのに痛みが出てきて、左右の痛みが同じくらいになってきたというのだ。私は不思議なこともあるものだと、いつものようにびっくりして、「立って歩いてみてください」と号令をかける。スッスッスッと歩きながらニターッ! として、「背骨がまっすぐになりました」。さらにもう少しスッスッスッと歩いて、「あーっ、肩から首が気持ちよくなりました」と、そして「こんなんだったら、もっと早く来ればよかったなぁ」と、もう元気ハツラツである。

そして今度は、「センセ、このアゴのカクカクはどうでしょうか?」と、ア・イ・ウ・エ・オ、あいうえおと、発声練習を始めた。

ベッドの端に腰かけて、サ・シ・ス・セ・ソまで言ったところで、私はアゴのつけ根を両方コチョコチョさぐってみた。そこにはやはり硬くなったしこりがあり、カクン、カクンとはずれ動くのである。「ア・イ・ウ・エ・オ、カ・キ・ク・ケ・コ」とカクカクしている。「軽く口開けて、下アゴを左右に動かしてみてよォ」と私は、ほっぺたをはさむように支えている。右にずらすようにしたほうが楽だというので、私は左手で支え、「気持ちよーく動かしてェ、ハイ、ストン」

と二回やった。しかしまだカクカクするようで、「ア・イ・ウ・エ・オ」と言っている。私はふとさっきの腕のねじりを思い出し、それも同時にやってみることにした。「はいっ、アゴを右に動かしてェー、気持ちよくですよォ、そしたら右の手も外側にさっきみたいにねじってみてェ」と誘導する。また背伸びのように動かし始めた。

私は返事ができないことを知りながら、いじわるにも、「気持ちいいですか?」と尋ねるのだ。するると彼は、顔をひんまげたままで「ウー、アー」と私を見るのだ。少しして「ハイ、ストン!」と合図した。二回の背伸びだった。そしてまた彼は、ア・イ・ウ・エ・オ、カ・キ……と言い出した。「だいぶカクカクしなくて、言いやすくなりましたねェ」と大喜びだ。

私は、「まぁ、自分でもこうやってほっぺたのところを支えて、やってみてください」と言って、パンフレットを手渡した。教師として言葉がうまく出てこなかったら、たいへんだったことでしょうね。会計を済ませた彼は、待合室の壁に向かって「ア・イ・ウ・エ・オ、カ・キ・ク・ケ・コ」と練習し、帰りぎわ玄関から靴をはいてドアをあけ、「ハ・ヒ・フ・ヘ・ホ」と言って去って行った。

スキーは楽し
――トイレット操法の威力

定禅寺通りのケヤキが北風に吹かれて丸坊主になってくると、冷たい雨がみぞれに、そしてボタ雪となって枝に吸いつき、華麗な純白の花を咲かせてくれる。粉雪をけちらして、白一面の山肌にシュプールを描く。スキーのメッカ、山形蔵王がスキー野郎を引きつける季節だ。

温古堂では、毎週、日曜日になると、眠い目をこすりながらまだ暗い朝の五時半にはもう車にスキーを積んで、ワクワク、セカセカと仙台を発ち、約二時間がかりで山形蔵王に飛び出して行く。翁先生は、いつも留守番係になっていて、スキーには行かない。土曜日の午後になると、隣の外科の若先生がウズウズしてくるらしく、「今さん、明日天気どうかなぁ」と蔵王の天候を心配する。受付のミヨちゃんも「私、朝起きられるかなぁ」と心配で、目覚まし時計を二つかけて寝るそうだ。

私は運転係になっていて、途中でチェーンをかけるか、かけまいか心配する。みんなで心配しながら話していると、翁先生の会津中学の六十年後輩の加藤平八郎さん（通称、平さん）がやってきた。「明日行くんですかぁー」と元気ムンムン、もういつものスキーメンバーになっている。そして翌日、若先生を筆頭に私と平さんとミヨちゃんの四人で出掛けるのだ。私はツルンツルンのてるてる道を雪けむりを飛ばしながら慎重にハンドルを操作し、目は前方に注意し、耳はみんなの話を聞き、口は相槌を打ったりで、うーんと忙しいのだ。そうこうするうちにだんだん明るくなってきて、うっすらと山並みが見え始める。すると若先生の右に出る者はいなくなる。「あれは白石蔵王で、あそこが熊野岳だ」と指さして教えてくれる。若先生は学生のころから登山が大好きで、山のことなら何だって知っている。後ろの席で平さんとミヨちゃんが、若先生の指さす方向に目をウロチョロ動かして「へェー」と感心顔だ。

そうこうするうちに、パウダースノーという小麦粉のような軽い雪の降り積もる蔵王に到着。ギューッと両手を広げて背伸びを一つ、ホッとして溜息がもれる。七時二十分である。目の前には雄大なゲレンデが山頂のほうまでつづいていて、からだ中がワクワクしてくる。だが、リフトが動きだすのは八時なので、それまでいつもやさしい若先生の奥さんが作ってくれるおにぎりやたまご焼きやサラダやカツなどを、車のなかでモリモリといただく。ひと休みして八時が近い。若先生は外に出て、いつものラジオ体操第一でからだをほぐしている。私たちもスキー靴をはき、スキーをかつぎ、トコトコとゲレンデまで歩いて行く。途中必ずだれかオシッコする。

若先生も平さんも私も、ちっちゃいころからスキーをやっていたから、みーんなうまいもんだ。

だけどミヨちゃんは昨年から始めたばかりで、最初はスキーをつけて歩けなかった。でも今では少しヨロヨロするけど、リフトにもひとりで乗れるようになった。二年目にして新しいスキーを買い、スキーを八の字にしてすべる「ボーゲン」というすべり方をマスターして、「今度は足をそろえてすべるのを覚えるんだ!」と大ハリキリだ。ミヨちゃんは負けん気の強さとド根性がある。しかし、このハリキリ根性が、後でたいへんな事態を招くとは、誰も予想しなかった。

若先生はスイスイ自由自在にスキーを操り、休む暇なくドンドンと滑るし、やっぱりさすが山男だ。平さんだってカッコいいんだ。たまにボウシを忘れてTシャツを頭にかぶって滑ったりもするけど、スピードだけは誰にも負けない。たまにボウシを忘れてTシャツを頭にかぶって滑ったりもするけど、スピードだけは誰にも負けない。スイッスイッと人の間を通り抜け、平さんよりも速い人などめったにいない。たまにスピードを出しすぎて止まらなくなり、ゲレンデからハズレて雪のなかにうまって休んでいたりもするけど、ミヨちゃんになんか滑り方も教えてあげるし、転び方までちゃーんと身を雪だるまにして教えてあげるやさしい人なのだ。

私だってミヨちゃんよりはうーんと上手に滑れるし、リフトの乗り方だってうまいもんだ。それにスキーもウェアも十五年前に新品で買ってもらったやつで、誰ひとりとして私のようなかっこいいスキーを履いている人なんか見当たらない。スキー靴だって、止め金が一つこわれてブラブラしているだけで、真っ赤な色でかっこいいやつだ。ウェアもポケットが三つあり、中が少しだけやぶれてしまって胸のポケットに物を入れると背中のほうに遊びに行ったりもするけど、入口にちゃーんとチャックがついているから安心して滑れるのだ。今日は小雪模様だが雪質もサラサラで、歩くとキュッキュッという雪音がからだにひびいてくる。私はスキーに足をセットする。リフト乗り場にはもう何十人も待っていて、滑りたさ一心でウズウズと行列をなしている。グゥーンとリフトが回りだした。

ここは初心者向きの蔵王でもなだらかな、いちばん下のゲレンデなんだけど、「上の台」という看板が立っている。ゲレンデには、色とりどりのウェアを着たうまい人からそうでない人までが、アリンコのように滑り交う。われわれ四人の温古堂スキー集団も滑ったり、転んだり、ワイワイキャーキャー雪山と遊ぶ。

平さんはいつものように、前傾を十分にかけてバンバン、スピードに乗る。たまに片足を上げて滑ったりして、自在にスキーを操り滑る。ときにはバランスをくずして思いっきり転んでみせてくれたり、みんなの人気者になっている。若先生はいつものようにドンドン滑り、途中で止まって休むなんていうことはなく、一気に上から滑り降り、リフト乗り場でピタリと止まる。

ミヨちゃんが滑って来た。ちょっとへっぴり腰だけどスキーを八の字に開いてゆっくりおりて来る。ヨロヨロッとバランスをくずして「ズデン」と転んだ。私は前々から「転ぶときはおしりから転べ」とうるさいくらいに教えていたのに、今回は膝を雪のなかにつっ込むように転んで止まった。

ヤッタ！　と思いつつ私は急いでかけ登り、「大丈夫か？」とハズしたスキーを片手に持った。「イタァー」とミヨちゃんは膝のあたりをさすっている。そしてポンポンとお尻の雪を取り払いながら、膝から転んでまたしかられると思ったのか、「エッヘッヘェー、大丈夫よ」と強がりを言って立ち上がった。よたよたとハズしたスキーをカシャッと取り付け、また滑り始めた。私は大した根性だ、と思いつつ、まあ骨折しているようでもないし……。

そして十時半になった。いつもの帰る時間である。ミヨちゃんはやっぱり少し足を引きずっている。「私、膝を少し捻挫したみたい」と、ド根性のミヨちゃんも顔まで引きつらせながら、みんなに心配かけまいと必死に苦痛をかくして笑っている。だから私は心配してないふりをして、こう言って元気づけてやった。

「痛くないように足先動かして、キモチいいように動かしてると、治るようになっているから」

温古堂での毎日の決まり文句だ。そう言いつつ、ハンドルを握る。後ろの座席で何やらモゾモゾとやっているようだった。

蔵王を発って三〇分もすると、後ろから誰やらソロのイビキが〝ククーッ、ククーッ〟と聞こえてくる。誰とは名前は言わないけど、若先生でもミヨちゃんでもないことは確かだ。そして一〇分もすると、イビキのデュエットとなった。私はデュエットの子守り歌を聞きながらも、ガンバッテ運転する。

運動後の快適な疲労感が、上のまぶたと下のまぶたをくっつけようとする。あー、こんなときに眠れればどんなに気持ちいいだろうなぁと思いつつ、私は車を走らせながらも原始感覚の追求に余念がない。からだはきっと寝たいんだろうなぁ、からださん、ごめんなさい。

小雪がチラつく真っ白な蔵王から笹谷峠をぬけ、一時間も走ると、抜けるような青空からあったかい日差しが車中に飛び込んでくる。ちょうど午後一時だ。路面の雪もしだいになくなってきて、まるでネコヤナギが顔でも出しそうな仙台の街へと入る。そして温古堂に無事到着。捻挫したミヨちゃんは、車を降りると「膝がうずいて、歩くと痛いの」と、蔵王にいたときよりもひどくなってきているようだった。それでも「エヘヘッ、大丈夫よ、操体やるから」と言って帰っていった。

そして翌日、ケロッとした顔でミヨちゃんのご出勤だ。そして大威張りでこう言うのだ。

「昨日は膝がうずいて、足のやり場もないくらい痛くて、階段もやっとの思いでのぼったの。でもね、トイレット操法やって寝たら、今朝起きたらすっかり治っちゃってたの、エヘヘーッ」

『トイレット操法』っていうのは、留守番係の翁先生が命名した、立ったままで簡単にできる操法のやり方だ。こんなふうにやる。

まず両足を肩幅ぐらいに開いて立ち、軽く曲げた膝頭の上に両手をおいて上体をしっかりと支え、背筋を伸ばす。そしてその格好から右、左とゆっくりひねってみて、キモチイイ格好をつくる。キモチイイほうへ四〜五回やればいいという方法で、これを「トイレにいった後でやってみてください」と指導するところから『トイレット操法』と名づけられたものだ。

　ミヨちゃんは毎日受付で、患者さんに翁先生や私が指導しているのをちゃっかり見覚えていて思い出してやってみたらしいのだが、そのヤジウマ根性たるやたいしたもんだ。そして、目をドングリのようにして、「ホント、トイレット操法がいちばん効いたみたい。なんとなく膝の上に手を当ててると楽だったから、そのままこういうふうに動いてみたの。そしたら、血液がスウーッと流れだすような気持ちいい感じになったから、ちょっち

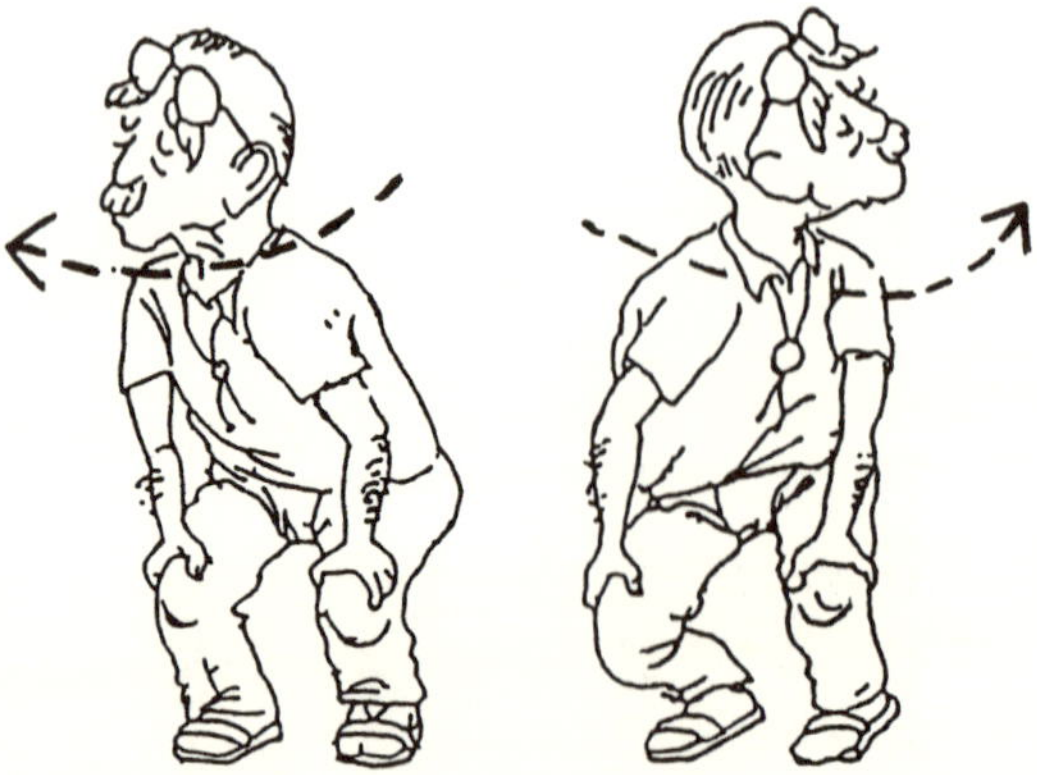

ょっとやって寝たんだ。そうしたら朝になったら、ウソみたいに治っちゃって、らくに歩けるようになってたの！　ホント、トイレット操法ってすごいねェ」と、もうトイレット操法のとりこになってしまっている。

ミヨちゃんが言ったように、気持ちよさにも、血液が流れ出すような気持ちよさとか、スウーッとした気持ちよさとか、いろいろな気持ちよさがある。もちろん痛いんだけど気持ちいいとか、壮快で気持ちいいとか、人それぞれにさまざまな原始感覚の表現方法が生まれて当然だ。

ミヨちゃんの話をきいて、私はふとこんなことを思いうかべていた。この操体と名づけられた、生き方の法則の原点をなす原始感覚。この生まれながらに具わっている不思議なサイン信号を、スキーの先端の〝かじとり〟として、転ばぬように、転ばぬようにと進んでいきたい……。

ＯＫ、ＯＫ！
——表情や仕草で操法は通じる

温古堂には、ごくまれに外国人が治療におとずれる。今回の人は、胃腸の調子が悪く下痢をするという三十代の男性である。日本人の女性通訳さんが一緒についてきてくれて、三人の操法が始まった。

通訳さんは、懸命に私の日本語を英訳して患者さんに伝えている。私はいつものように膝うらの圧痛をさぐる。そして「ほらっ、こんなにも痛くなっているものー」と、うーんとおどろく。患者さんも顔をひんまげて、私を見る。通訳さんはワタワタ困ってしまって、訳しようがないらしく、「ペイン、レフトレッグ、ペイン」とびっくりしながら訳している。私は平気で日本語を使う。「この足のほうからアンバランスになっているんだ。足が悪いんだな」と言いつつ、また膝うら左側の圧痛をとらえ〝痛いでしょう〟てな顔をして見せる。私は、「つま先を上げてェー」と左手を反らして足のまねをしつつ、右手で足の甲に安定をはかる抵抗をかける。通訳さんは、何やらペラペラと英語で話している。私は「キモチヨク、そのまま上げててよォー」と顔で頷《うなず》きながら〝そうそう〟と目で合図する。外人さんの動きを見計らって、「ハイ、ストン」と言うと、これまた上手く脱力してくれた。三回やった。上手いもんだ。日本語でも、ジェスチャーと表情や言葉のイメージで、けっこう伝わるものだ。

そしてまた、膝うらを押してみて、圧痛が消えたことをからだで知ってもらう。「今度は痛くなくなったでしょう!」。すると目をまんまるくして〝ウンウン〟と頷き、不思議そうな顔で私を見る。通訳さんも、エーとかアーとか言っているが、言葉にならない。私は、「今度はうつぶせになってください」と言い、手の平を返して天井に向けた。通訳さんも何やら言っていたが、それより早く気がついてくれ、くるりとうつぶせに寝た。「OK、OK」と私はトクイ（特異）な英語で語りかけた。そして踵《かかと》をおしりほうに押してみると、まあ膝の硬いこと。踵がおしりに密着するまで一五センチはある。私は通訳さんに、

「ほらっ、こんなに膝が硬くて曲がらなくなっているでしょう。腰もこんなにねじれているのわかるでしょう！」

と、外人さんのおしりをペンペンとさわった。

通訳さんは「ハイ」と言いつつ、「Your left……」とかなんとか言いながら説明しているが、なかなか苦心しているようだった。私は、右足を軽く支えて、「この足伸ばしてください」と、少し足を引っぱるように動きを誘発させてみた。すると、スウーッと足を伸ばしてくれるではないか。少しがんばりすぎのような感じもしたけど、少しして「ハイ、ストン」と言ってみた。すると〝ドスン〟とうまく抜いてくれた。それでけっこう膝も曲がるようになってきた。通訳さんも、びっくりしながら英語をペラペラ話している。

私は足を離れ、背中をスーッとなでるようにさぐってみた。左の背中から左肩甲骨あたりが高くもり上がっていて、硬結があった。ここからは私の指先が活躍し始め、最大圧痛点を捜すのだ。無言のうちに外人さんと目と目が合う。私は知らぬ間に、操体のすばらしさが満ちあふれるような表情になっていた。安心感にひたっているような外人さんの顔に、私までが安堵できた。

突然、私の中指は、ゴロリとしたしこりをその中心に向かって押さえ込みに入った。外人さんの安心し切った表情がもろくも崩れるとともに、肩から腰まで逃避体勢を作りだしている。私の指先は背中の圧痛にヒルのように吸いつきつつ、顔は前後に動かしながら言いつづける「動いて逃げていいですよー」。通訳さんはワタワタしながら話してはいたが、やっぱりエーとかアーとかの感嘆詞のほうが多かった。

私は圧痛を押さえ、外人さんもからだをひねったまま無意識の時がたつ。一〇秒くらいたっただろうか。外人さんにようやく安らいだ表情がもどった瞬間、私の指は力を抜く。すると同時にフウーッとひとつ大きな溜息がもれ、外人さんは生きかえるがごとく、六〇点のバランスに戻ってきたようだった。

私はカルテを小脇にかかえ、通訳さんに、「背中とか肩とかに歪《ひず》みが多過ぎるから、胃も悪くなってくるんですねェ。胃を治すんだったら、からだ全体のアンバランスを治すのが先ですよ。さっき押したときすごく痛がっていたでしょう。あれが歪《ひず》みの証拠ですよ。ああやって痛いところを押すと、全身で動いて逃げたでしょう。あの無意識の動きが歪みをなくす動きなんですよ。まあ明日もう一度いらしてみてください」と言って、操体の英訳の本のコピーをあげ、第一日目のハプニングが終了。

そして翌日、外人さんはひとりで来院した。さっぱりした顔で来たので、私は、「アサゴハン、タベマシタカ?」と外人さんが日本語で話すように聞いてみた。すると、ちゃーんと通じたようで、「ハイ、アサゴハン、バナナトニンジン、ニク、ベジタブル」と話が少しできるではないか。私はニコニコしながら、また「OK、OK」と英語で相槌を打った。

うつぶせになってもらい、背中や腰のあたりを見ると、昨日よりはずーっとよくなっている。スウーッと背中を触ってみると、まだ少しだけしこりがある。クリクリと押して逃避運動を繰り返していたそのとき、突然スキー仲間の平《へい》さんがひょっこり温古堂に現われた。

平さんは日本人なのに、英語を日本人に教える仕事をしている人なので、けっこうペラペラ英語が話せるのだ。私は平さんをベッドのそばに呼んで、「押しているところの痛みのなくなる格好になってもらうように言ってみてェ」と頼んだ。平さんは、アングルとかザッツとか言いながら話している。すると外人さんは何を思ったのか、ベッドの

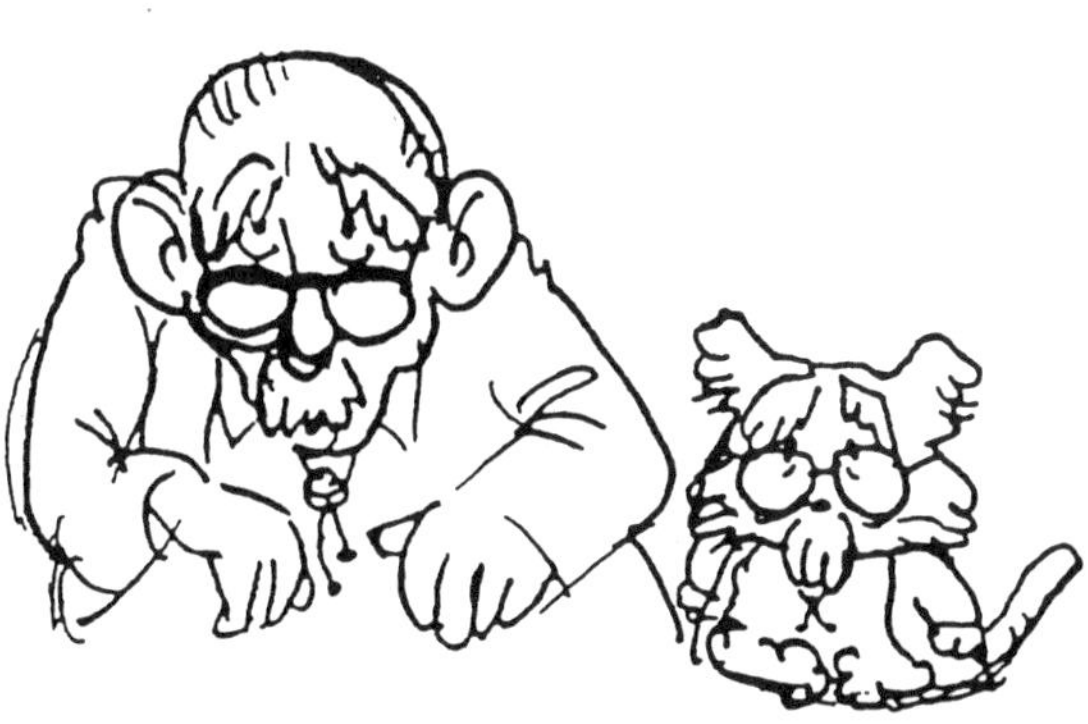

下にたらしていた手を上にあげ、腕を何やら動かし始めたのだ。私としては、肩甲骨とか背中や腰のあたりを動かしてほしかったのだが、まあけっこう圧痛も消えていたし、平さんの英語に不審を抱《いだ》きながらも、また「ＯＫ、ＯＫ」と英語を使った。平さんのおかげで背中の圧痛もほぼ消えてしまい、全身のバランスも取れてきているようだった。

翁先生はタバコを片手に、「キモチイイことすればいいんだ」と、気持ちいい顔で教えていた。私はふと思いつき、うそかほんとか、サンクロン（熊笹の原形質液）を湯のみ茶わんにチョット入れて、お湯で割って、「これ飲んでみてください」と、外人さんにさし出した。外人さんはおそるおそるすすり出した。私は「オイシイデスカ？　オイシイ？」とたずねつつ、ニコニコ。すると外人さんの顔もほころんで、「オイシイ！」と言って結局全部飲んでしまった。

外人さんが「これ何だ？」てな顔をしているので、私は平さんに、「サンクロン説明してよ」とお願いした。「クロロフィル!?」とか言って平さんが何やら説明しているようだった。「オイシイ、オイシイ」と言って、外人さんは翁先生に相槌を打って目尻を下げた。翁先生もニコニコしながら、「うまいものを飲めばいいんだ」と言ってタバコを吸った。マイルドセブンであった。外人さんが、「アリガトウゴザイマシー」と、タをぬいて診療室を出ると、平さんがおいかけて行き、待合室で何やら二人で話しているようだった。「ペラペラ、OH YES……」。

少しして平さんが目をまるくしてもどってきた。そして、こう言うのだ。

「あの人、ドイツ人だってよ」

みんなで思わず笑ってしまった。平さんはドイツ語も話すことができたのだ。

平さん、ご苦労さまでした。この外人さんが無言で私に教えてくれたことは、まるで言葉が通じなくとも、表情や仕草などで相手の望みや考え方まで理解でき、やっぱり操体は世界共通だ、ってことだった。操体万歳！

イメージ
——年齢に応じた快感がよみがえる

外は土砂降り、梅雨の真っ只中。緑に包まれた定禅寺通りのケヤキも、天然のシャワーをあびて喜んでいる。

今日は温古堂の患者さんの一人の人に、ふと、こんな実験をしてみた。普通に操法をやるのだが、動きのなかでいろいろなイメージを描きながら動いてもらうのだ。まさかこんなに面白い結果になるとは……。

最初のイメージは、年齢をダウンさせてゆく。十歳になったり、三歳になったりで、そのころのイメージをいだいてもらって動くのだ。その人は四十代の女性なのだが、普通の動きはどうしてかギューッと頑張って動いてしまって、私の支える手に伝わる抵抗感も強い。しかし、「三歳くらいになったつもりで動いてみてェ」などと言って動いてもらうと、ものすごく自然というか、素直な動きになり、私の支える手に伝わる抵抗感は、半減してくる。

今度は、「おかあさんのお腹のなかにいるようなイメージで動いてみてェ」と、もっとちっちゃくなって動いてもらうと、三歳のころよりも、もっともっと自由さというか、どうでもいいというか、いい動きになってくる。患者さんが言うには、気持ちよさの中身が変化してくる。違った気持ちよさが湧き出てくる。そして安心感というか、落ち着き感というか、そんな感覚になってくるというのだ。不思議なことに、年齢を自分なりにイメージした世界に移行させてみると、その時、その時の快感が変化してくる。考えてみると、現在の自分がとんでもなく頑張って生きている、といったことが、動きのなかで無意識のうちに表現されてくる。面白い現象である。

その後、もう少しこのイメージ作りを応用してみることにした。「○○さん、今いちばんどこに行きたい？　山とか海とか林のなかとか、どこかない？」と聞くのだ。するとその人は、スキーが大好きらしく、「月山《がっさん》の頂上に立ってみたい」とすぐに答えが返ってきた。「それではねぇ、月山の頂上に立って自由に動けるイメージを作って動いてみてぇ」と言って私は支える。すると、伸び伸びとしたアクビのような、背伸びのような、見ているだけでもホントに気持ちよさそうな動きになってきた。「どうですか？　また違った気持ちよさが出てきたでしょう」。「ハイ、すごく気持ちいいです」。「動きたいだけその格好で気持ちいいのを味わってぇ。抜きたくなったら好きなように抜いていいですからね」と誘導した。

　何秒かたって、全身がジワーッとつぶれ落ちるように脱力した。「どうでした？」と私が聞くと、フウーッと溜息まじりに、「すごく気持ちがいい」と、解放感に満ちたりた表情で目をつむっていた。

　好きなところで伸び伸び動いたときの快感や、お母さんのお腹のなかまで帰って行って、縮こまるように動いたときの快感、こんなふうにその人が行ってみたい場所をイメージ化して動くことによって、さらに快感の質が変

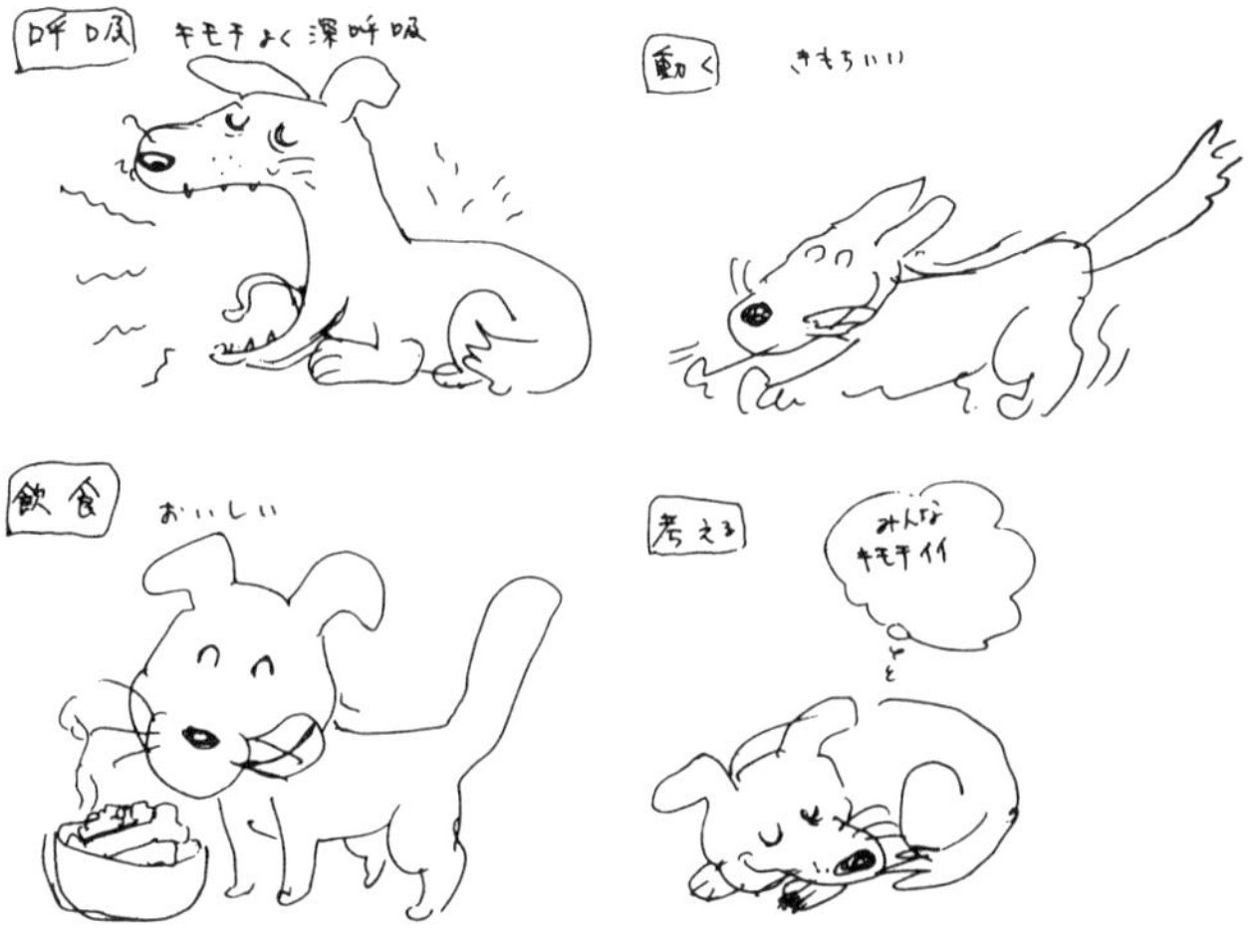

化するようだ。ただ単に動くだけでなく、「息・食・動・想・環境」のなかの、動と想をミックスするような形でやってみる。すると、言葉で理解していた「同時相関相補性」ということが、こんなつながり合いでもあるんだなぁ、と快感の質の変化によってなんとなくわかるのだ。参考にして、ウソかホントかやってみてください。

穴ぽこ
——やっと笑った油絵美人

「飛行機で来ましたー」と、うら若き女性の患者さんだ。私はその人の顔を見るなり、唖然として立ちつくしてしまった。その顔貌たるや、こんなだ。眼の下にはクマがあり、ほっぺたは赤紫色で、くちびるは赤黒く金粉が浮き出ている。そして、まるで油絵が話すような様相で、こう訴えるのだ。「私ねェ、リウマチだといわれていろいろな病院へ行ってみたけど、治らないの。ほら、手がしっかり握れないし、足のつけ根も重苦しくなって、夜も眠れなくなるんです。だから、いろいろな漢方薬も飲んでみたけど効かないし、鍼《はり》なんかもやってもらったけど効かないのよォ」と。完全に他人のせいでリウマチになり、自分はぜんぜん悪くない！ってな感じだ。こういった人は、しまいにはこの苦しさは、治してくれないお医者さんが悪いんだ！　といった、みごとな妄想に変わるのだ。それにもまして、病院や薬や○△療法の悪口タラタラといった人も中にはいるけど、この美しい人はそこまでは言わない。

翁先生は平然として、「そこに寝てみなさい」という。彼女は、はにかみながらベッドに横たわる。私は仰向けに寝ているこの美しい人の頭のほうに立つ。そして私の目は、ジィーッと形態観察を始める。と同時に私の口は、そのうら若き女性の洋服を懸命にほめる。「あったかそうなセーターですねェ。自分で編んだんですか!?」。すると彼女は、「いいえー、既製品ですよォ」と、にっこり照れる。

翁先生も、白髪頭のご婦人などが来ると、「いやぁー、日本一きれいな髪だなー」と本気でほめる。だから私もちょっと真似してほめるのだ。たいていの人は、ほめられればうれしくて気持ちよくなってくる。だけど一ヵ所だけほめないほうがいい場所がある。それは患者さんの頭のほうに立っている私のほうから見えにくいところにある〝くつした〟だ。色とか模様ではなくて、穴に問題がある。患者さんのなかには、ちゃっかりくつしたの底に穴ぽこを作って履いている人がよくいるからだ。これだけは要注意だ。もし穴を見つけても、笑ったり、指を入れたりしてはいけない。

ところで、私の目はひそかに全身の変化しているところを探している。足のねじれや、腰や肩や首などの位置の変化だ。この女性は、仰向けに寝ていて左足が内側にねじれ、つま先が両方右に向いていて、骨盤は右が高く、肩は左が高くなっている。こんな変化をだいたい頭に入れておく。そして両膝を立ててもらい、いつものように膝うらのしこりをさぐる。私の口は「飛行機こわくなかった？」とか言っているが、指先は膝うらの棒のようなしこりをちゃーんとさぐり当てている。私は少し大げさに、「あららっ、これじゃあたいへんだヮ」と言いながら、グリグリと押さえる。「イタタタァーッ」と油絵が無残に歪《ゆが》み、腰が跳びはねる。右足にもしこりはあるが、左足のほうがでっかく太い。

　次に私は、足のスネの内側をスーッとなでるようにさぐる。するとコロッとしたしこりに手が止まり、そこを親指がグッと押す。「イタタタァーッ」と油絵にミゾが入る。これも左側だ。次に足の甲を手の平でなでるようにさぐる。すると趾《ゆび》のつけ根から三〜四センチ上がったところの、骨と骨との間あたりに圧痛がある。オヤユビを一趾として数えるとして、四、五趾の間と三、四趾の間に「ツーンとヒビク」という圧痛点がある。これは右足だ。とまあ、いろんなところに圧痛となって歪《ひず》みがある。

　今度は動かして診《み》る。膝を立て、くっつけたままで、左右にゆっくり倒してもらう。すると、どちらにも倒しにくく痛みがあるという。だからやらないで、今度は片方の膝だけ倒してみることにした。普通の人なら片方ずつ倒してみると、ペタンペタンと左右ともに床に楽にくっつくが、この人は左膝を倒してゆくと、足のつけ根が苦しくなってきて、半分くらいしか倒せないと言い、目尻のミゾが深くなる。だから、その苦痛なところから起こすように動いてもらった。

外に倒していた膝が戻ってくる。私は「どうです、キモチイイですか?」と尋ねる。彼女は「ハイ、なんともないです」と言う。だからこの動きを三回も私は「ハイ、気持ちいいように膝を起こすように動いてェー、ハイ、ストン!」とやったが、ガンコな彼女の左膝は外側にペタンと倒れようとしないのだ。

フームと考えたが、いい知恵は浮かんでこない。すると私の口がヘラヘラと何やら言い始めた。こんなふうにだ「ハイ左の肩をスーッと引き上げてみてください。どうですか、キモチイイですか?」。彼女も「ハイ、キモチイイです」と、耳かきでもしてもらっているような表情で左肩を引き上げている。左膝はさっきの苦痛なところで止まっているが、つけ根は苦しくない、と言うし、私は「そのままキモチイイだけ引いといてよー。ハイ、ストン」とやった。

同時に彼女のつけ根が微妙に動いたのを私のからだは知っていた。あまり気持ちよさそうだったので、私は「もう一度、やってみたいですか?」と一応問い質してみた。彼女は「うん、やってみたいわ」とおねだりする。そんなこんなで、この動きを三回やった。

そしたら、「あれっ!」と彼女は、膝がペタンとゴザに倒れて付いている自分の脚を知り、キツネにつままれたような顔で、「肩を動かして足が治ってきたわーっ!?」と、私よりもびっくりしている。すると翁先生が「立って歩ってみなさい」と新聞をポイッとおく。彼女はひょいと立ち上がり、スタスタとベッドの周りを歩きだし、「何かまっすぐ歩けるような感じで軽くなりました」とうれしそうに歩いている。

あとを追うように私はそのわけを、「からだは全部つながっているでしょう。だから、肩から足のほうまで気持ちよく連動して動いたから、よくなってきたんですよ」と懸命に説明するのだが、そんなことどうでもいいわ、と言わんばかりの表情で油絵が笑った。

第二章

からだに合わせた巧みな操法

歪《ひず》み

――どういうのを歪みというのか

身体に現われる「歪《ひず》み」について、少しかみくだいて考えてみることにします。「歪み」といわれると、なんとなく部分的な感じがし、「歪体《わいたい》」といわれると全体的な感じがするようですが、いずれも全体的なバランスのなかでの歪みとしてとらえるとよいと思います。

さて、歪みについて考えてゆくまえに、「正体《せいたい》」について、ある程度把握していたほうがいいと思います。正体の定義は、私としても漠然としていて、「こういう身体は正体ですよ」と言いきれるものではありませんが、一般的には、「正体とは、身体を立位、坐位、臥《が》位などによって観察したとき、その中心から左右対称的な変化が少ない、均整のとれた身体」と言えるでしょう。

視診の際、この正体にそぐわない点を「歪み」として観察することができます。その次に、「触診」によって歪みを探します。触診について説明をすることは、とても難しいことですが、現時点で気がついたことを述べておきましょう。

私は、触診の際、初めは生まれたての赤ちゃんにでも触れるような気持ちで探り、徐々に力を強めにしてゆきます。すると指に歪みがキャッチされ、骨格のズレや筋肉の硬軟、そして温度差などとしてとらえることができます。この触診によってとらえられる歪みには、さまざまなものがあります。皮膚の表面がバンとつっ張って硬くなっているものや、その奥深くにゴロッと潜んでいるものもあります。また、触診する側にとっては、軟らかくなんともなさそうなのに、たいへん痛がる人や、まったくその反対の人もいます。そのとらえ方はなかなか難しいものです。

しかし、いろいろ試してみると、歪みには、二つの性質があるようです。一つは、あって助かっている歪み、もう一つはないほうがいい歪みです。つまり、軽く押しても痛がったり、くすぐったがったりして、無意識の動きが現われるようなものと、少々強めに押しても痛がるどころか気持ちよく感じることが多く、それほど逃避運動が起こらないものとがあります。前者はその時点ではないほうがいい歪みで、後者は（その時点で）全体のバランスを保っている歪み（しこり）と考えられます（これらの歪みに対する操法は後で述べます）。

ここで興味深いのは、押したところと違った場所が痛くなるとか、シビレてくるなどと訴えるような歪みのケースです。これは、首を押すと手がシビレるとか、足の趾《ゆび》をつまむように押すと頭に痛みが出るとかいう、遠隔しているところに異常な感覚を起こす歪みと考えられます。このように視診と触診によってさまざまな歪みをとらえることができ、このことによって患者さんの身体の状態を把握することができます。

次に、歪体度と不快症状（苦痛など）についてですが、たとえば、誰が見ても歪《ゆが》んだ身体なのに、本人は平気でシャンシャンとしていたり、反対に、ちょっと見て別になんともなさそうなのに、本人はたいへんな苦痛を訴えたりと、歪体度と不快度は必ずしも比例していないようです。この点について考えてみると、操体では「呼吸、飲食、身体運動、精神活動」そして「環境」の五つが別々に成り立っているのではなく、一つが他を補ってバランスを整えたり、他が一つのバランスを崩してしまったりと、この五つが複雑に絡み合っていると考えていますので（これを「同時相関相補連動性」といいます）、このことから、歪体度と不快度は必ずしも比例しないことがわかります。多くの場合、精神活動がそれを大きく左右しているものと私には思われます。

さて最後に「歪み」という文字は「不正」と書きますので、あまりよくないイメージがありますが、実は身体全体のバランスを確保するためにできるのです。おおげさに言えば、歪みのおかげで生きていられるといっても言い過ぎではないでしょう。しかし、歪みにも限度があり、多すぎたり、大きすぎたりして度を越してくると、身体のサインとして苦痛を感じ、許容量を越えると、身体のなかまで変化（病気）が起きます。

ここで「クイズ」を出しますので、解いてみてください。

第一問——穴のあいたバケツに水を入れましたが、すぐに水が漏れ始めました。さて、どうして漏れ出したのでしょう？　答えを次から選んでください。

①水が悪いから。②穴があいているから。

さて、どちらでしょう。もちろん正解は②です。

簡単なクイズですが、歪みと病気の関係もこれと同じです。

第二問――穴（必要以上の歪み）があいてしまったバケツ（身体）の水が漏れてしまいました（病気）。さあ、どうして、このようになるのでしょう?

①病気が悪いから。②必要以上の歪みがあるから。

答えは、同じく②です。このように、バケツに水が溜っている状態が正常であるとすれば、少々へこんでいても大丈夫、間に合います（六〇点以上）。しかし、ヒビ割れしていたり穴があいていたりしたら、水は漏れてしまいます（六〇点以下）。だから少しぐらいつぶれていてもいいから、水が漏れないようにしておいてください、ということです。もし病気（水がもれる）になったときは、必要以上の歪み（穴）があるからなのです。水漏れが悪いのではありません。

クイズ方式で説明してみましたが、おわかりでしょうか。

ついでに穴（歪み）の治し方も説明しましょう。この必要以上の歪みを少なくするには、先ほども出てきましたが、呼吸、飲食、身体運動、精神活動、そして環境のなかで、なんでもいいから少しでも快感（気持ちよさ）を味わってみることです。そうしますと、歪みの程度によって時間差はありますが、必要以上の歪みがなくなってきます。そしてバケツの穴がふさがってきて、水漏れが止まり、病気などといわれていることが治ってしまうのです。

歪みの二面性
――あったほうがよい歪みもある

操法で「脱力」というのは、一般的に瞬間脱力（いっぺんに力を抜く）をすることだと理解されているのではないかと思われます。しかし、一概にそうでもないなあ、と最近になって体験させられました。

温古堂での指導はほとんどが患者さんの快感に従って操法をやるようにしていますので、こちらは、気持ちがよいとか気持ちが悪いということにたいへん神経を使って取り組んでいるわけです。そんななかで、「動いているときは気持ちがいいのに、その後の瞬間脱力が気持ち悪い」と言う人がたびたび出てきたのです。最近私は、呼吸や脱力の仕方が悪いのだろうとか、動き方が気持ちよくないのだろうなどと、容易な考えで受けとめていました。そしてそのようなときは、その動きをしないようにして、取りあえず不快なことはしないように指導していたのです。

ところが、いろいろと対処しているうちに、歪みを触診した状態で操法をやる場合、気持ちよく動いているときや脱力したときに、その歪みがいろいろと変化し、一定でないことに気がつきました。

歪みは消えているのに、立って歩いてもらうと調子がよくなるどころか、「フラフラして、なんかおかしい」などと、逆に悪くなる人が出始めたのです。なぜこのようになるのだろうかと思いながら、試行錯誤（その時点では）をしてゆくうちに、

（1）なくなってはいけない歪み
（2）なくなったほうがいい歪み

のあることがだんだんわかってきました。

さて、それからがたいへんでした。歪みが、患者さんの気持ちいい動きでどのように変化するのか？　そしてまた、脱力後の歪みの変化と、患者さんの後味のよしあしとが、どのように関連し合うのかが、私の頭のなかでゴチャゴチャに絡み合って、わけがわからなくなりました。

しかし、それを解決したのが、脱力の工夫でした。つまり、脱力を「瞬間脱力」と決めつけないで、ゆっくりジワーッと脱力してみたのです。方法はいろいろあると思いますが、このような脱力の仕方によって、脱力後の患者さんの状態がたいへんよくなりました。

ここに到るまでの過程を明かします。最初に、歪みのなかには、その時点ではないほうがいいものと、あっていいものがあり、それをある程度区分しなければならないという過程がありました。そして、その歪みを押した状態で気持ちがいい動きをしてもらい、後に脱力となるのですが、この脱力も瞬間脱力と、ゆっくり力を抜く、の二つに区分しました。その後、触診して歪みの変化をとらえ、患者さんに立って歩いてもらい、全身の感じを問う、ということを何度も繰り返しました。すると、歪みの種類による快運動と脱力方法のなかに、こうなるとバランスがとれて良化するという筋道のようなものができてきたのでした。

　これはまだまだ途中経過なのですが、その筋道とはどのようなものなのか、もう少し詳しく述べてみます。

　最初に、触診したときの歪みが、あっていいものなのか、それともないほうがいいものなのか、その分け方を説明します。ないほうがいい歪みは、皮膚表面からバーンとつっ張って硬く、さまざまなしこりとなって存在しています。押された患者さんは、軽く押されただけでも、くすぐったかったり痛かったりで、逃避運動を起こす人が多いようです。また、まれには感覚が鈍っていて、硬くしこっているのに、逃避運動を起こさない人もいるようです。強く押すと、飛び上がるほど痛い歪みがありますが、これが、操法後ないほうがいい歪みです。

　次に、あっていい歪みですが、これは、皮膚表面は柔らかすぎるような感じで、奥深くにゴロッとへばりついているようなしこりです。軽く押すと気持ちがいい人が多く、強く押すと痛がりますが、逃避運動を起こす人は少ない。まれに、しこりがないのにグニャグニャしているところが痛く感じ、そこを強く押すと逃避運動を起こす人がいます。これらの歪みは、その時点では、骨組みのズレを防ぐためにできている歪みのようであり、操法後この歪みが消えてしまうだけではまずいようです。

このような感じで、ないほうがいい歪みと、あったほうがいい歪みとに分類します。今度は、気持ちがいい動きを見つけてもらい、その動きによる歪みの変化を見分けます。ないほうがいい歪みが消えてゆくように指で感じたときは、後に瞬間脱力をしてもらうと、その歪みは消え、患者さんは壮快感を訴える人が多いようです。そして立って歩いてもらうと、さらに気持ちよくなってきます。

次に、あったほうがいい歪みですが、先ほども言いましたように、触診しながら気持ちがいい動きをしてもらったときに、ただ消えてしまうようだと、不快感を訴える人が多く、逆にその歪みを防衛するような表面の筋が緊張してきて、歪みをカバーするような感じの動きが気持ちがいい人が多い。

そして脱力ですが、瞬間脱力をすると、不快感を訴え、よい緊張感と歪みまでが消えてしまう人が多く、緩みすぎて、立って歩くとフラフラする、ということにもなります。そのためにゆっくりジワーッと力を抜いてもらうのです。するとその歪みは、いい筋緊張に包み込まれているような状態になり、だんだん必要がなくなってくるようです。

このように、歪みを触診しながら気持ちがよい動き、そして気持ちがよい脱力、というように導いてゆくと、全体のバランスが整ってくるようです。きめつけてやると思わぬ失敗を招きます。あくまでも患者さんの気持ちよさを大切にしながら、工夫して、ウソかホントかやってみてください。

やってみると、これらに関連して、またこんなことが理解されてきます。それは、歪みを発見したら、どのような動きをしたら気持ちがよいのか、だいたいわかってくるということです。たとえば、ないほうがいい歪みを触診したら、逃避運動などを利用し、その歪みが消える動きを誘導し、歪みが消えるのを確認して瞬間脱力をすればいいわけです。そして、あったほうがよい歪みを触診したら、そこを防御するような動きを誘導し、歪みをカバーする筋緊張が出てくるような感じをつかんだら、後にゆっくりとジワーッと力を脱いてもらうようにするわけです。動きの感覚や、脱力の感覚などを、問い質しながらやるとよいでしょう。

それから、また、このようなこともわかってきます。逃避運動を利用して操法をする場合、決して、あっていい歪みを使わないことです。もし使ったとしても、歪みは消えないし、痛みから逃れることも不可能のようです。身体にとっては重要な歪みだからです。そしてもっといろいろやってみると、寝た状態でのバランスと、立って歩いたときのバランスでは違いが出てくるようです。とくに、寝た状態で、あっていい歪みがなくなってしまうと、触診上は柔らかくなりバランスが整ったように感じるのですが、立って歩いてもらうとダメなのです。これは、重力との関係が出てくるためで、骨格を支えて立ち歩くためにはある程度の筋緊張が必要なわけで、柔らかすぎると重力に負けてしまうのです。いつも、立って歩くことを考慮した上でのバランスを工夫しなければなりません。橋本先生が操法中に何度も「立って歩いてみなさい」と指示するわけが理解されてきます。

このように、やってみるといろいろなことが出てくるものです。まあ、ウソかホントか試してみてください。

圧痛点に対する操法
――その痛さによって意味がちがう

人によって圧痛部位は異なりますが、全身的に視診し、触診してみると、歪《ひず》み現象としての圧痛点（緊張異常など）が確認されます。操体では、そのいちばん痛いところを押さえておいて、その痛みがなくなるように動くわけですが、このいちばん痛いところを探す作業には熟練がいるようです。ヘンテコな圧痛点を押さえて動いてもらっても、圧痛は消えないどころか、全体のバランスが崩れてしまうことがあります。圧痛があれば、どこでもいいから押さえて動いてもらえばいい、などということではないわけです。

これから、その圧痛部位と操法について述べてみますが、「歪みの二面性」についてある程度把握しておいたほうがいいと思いますので少し触れておきます。

前項の「歪み」のところで述べたように、歪みにはそのときの状態で、あって助かっているものと、ないほうがいいものとがあるのです。たとえば、全体のバランスが六〇点を及第点とした場合、患者さんがその時点で四〇点だとします。そうしますと、あって助かっている歪みというのは、この四〇点を確保し、それ以下にならないように働いているものと考えられ、ないほうがいい歪みは、四〇点以上になるのを妨げているものとして考えるとわかりやすいと思います。このように考えますと、あって助かっている歪みをただ消してしまったら、ますますバランスは低下してしまうということがわかるでしょう。このような歪みの性質を頭に入れてから、次のようにやってみるとうまくゆきます。

たとえば、背中のあたりに圧痛点があったとします。そこを押さえた状態でゆっくりと対称運動をしてもらいます。左右捻転《ねんてん》や、左右側屈、前後屈などを、逃避運動も利用しながら誘導し、本人がどちらに動いたほうが動きやすく気持ちがいいのかを問います。さらにその気持ちのいい動きによって、押さえた圧痛の変化を問います。もしそこで、圧痛が残っていて苦痛なときは、それはあって助かっている歪みであり、動きの方向や静止点、また運動量や呼吸法などが違っていると考えられます。しかし、本人の気持ちがいい動きによって圧痛がなくなり、問い質《ただ》しても気持ちがよいというようなときは、その歪みはないほうがいい歪みと考えられます。その後に瞬間脱力をしてもらいますと、快感を訴える人が多く、圧痛は消失し、すばらしい効果が期待できます。

さて、それでは、あって助かっている歪みについての対処を考えねばなりません。最初に、気持ちがいいと感じられる動きをしても圧痛が残る場合は、先ほどのようにいろいろなことが加味されるのですが、ここでは、動きの方向を変化させてみます。つまり本人の気持ちいい動きとしての静止点はそのままにして、運動方向を反対にしてみるのです。そうしますと、圧痛が消失する場合が多く、本人の気持ちよさも増してきます。ですが、ここで瞬間脱力をすると不快感を訴える人が多いようですので、脱力のときはゆっくりと力を抜いたほうがいいでしょう。

まとめてみますと、ないほうがいい歪みに対しては、

〈本人の気持ちいい動き〉→〈圧痛消失〉→〈気持ちいいタワメ〉→〈瞬間脱力〉

となります。

また、あって助かっている歪みに対しては、

〈本人の気持ちいい動き〉→〈気持ちいいタワメ〉→〈ゆっくりと脱力〉

という行程をとるわけです。

しかし、あくまでも本人の気持ちよさが最優先される方法がとられるのが理想であって、このようにやってみると気持ちがいいという人が多いということです。まあ、ウソかホントか試してみてください。そのとき、助けてくれている歪み（圧痛）を消さないようにしてください。

動診から操法へ

――動診には三つの方法がある

「動診」とは、身体を前後や左右など対称的に動かしてみての感覚の違いをつかむもので、分類してみると三種類の動診方法があります。

一つは自分独りで身体を動かしてみて調べる方法で、これを「自力動診」としましょう。二つ目は、他の人から自分の身体を動かしてもらって調べる方法で、これを「他力動診」としましょ

う。三つ目は、自分の動きを他の人から支えてもらい、補助的な抵抗をかけてもらいながら調べる方法で、これは「補助動診」としましょう。この三通りが考えられます。

これらのいずれにも発展性を秘めたすばらしさもありますが、よく注意しなければならない点もありますので、それぞれの動診の仕方について検討してみましょう。

まず「補助動診」は、あくまでも他の人の支えをかりて動くので、操法に直結する無難な動診方法のようです。次に「自力動診」については、独りで操法に移るにはそれほど問題なくできるのですが、操法をするときに補助する人に手伝ってもらって動く場合は、注意しなければなりません。自力動診では右側に動いたほうが気持ちよく感じるのに、補助してもらって動いてみると逆に不快感があり、反対に左側に動いたほうが気持ちよくなることがあるからです。次に「他力動診」です。これは、逃避運動を発見するのにたいへん役立ちます。しかし、この動診も、不快な動きの反対の動きが、必ずしも気持ちのよい動きとは限りません。どうしてこのように、動診で確かめたのに気持ちのよい動きが反対になったりするのでしょう。実際に動いてみた感覚でそのわけを考えてみますと、まず他力動診の際に、ねじられたときなど、ほとんどがそこの部分的な動きになってしまいがちで、連動性からいっても自分の筋肉系統が働いての連動ではなく、仕方なく引きずられて動いてしまうといった状態になっていることがわかったのです。そのために、他の人の補助を受けながら動いたときの全身の連動する動きや、その感覚までもが、そうとうに変化してしまうわけです。

いずれの動診の仕方にも、それぞれによいところとそうでないところがありますから、どの動診がいいとか悪いとかいったことではなく、ただ動診のときの感覚と、他の人から補助してもらって動いたときの感覚とでは、気持ちのよい動きが逆になったりすることもある、ということを知っていただきたいのです。操法の仕方をきめつけないで、「気持ちがいいですか？」とか「つらくないですか？」などとコミュニケートしながら操法を進めることが大切ではないかと思います。

上半身と下半身
――からだ全体の連動性を見落としてはいけない

身体は、足先を動かしても頭のほうまで連動するようにできています。操体ではこの連動性を上手に利用し、肩痛が足の動きで治ってしまうようなことがたびたびあります。では、いかにしたらこの連動性をうまく応用できるかを考えてみたいと思います。

最初に身体を上半身と下半身に分けて考え、次のような二つの動きを試してみます。まず、仰向けに寝て、片足ずつ踏み出す動きを左右比べてみます。次に、肩を耳のほうに引き上げるような動きも左右比べてみます。これは、立った姿勢での側屈の動きになっていることがわかると思います。側屈動作は、運動の法則からいって重心の乗った側が伸びるようになるのが理想で、右足を押し伸ばすほうが楽だったら、右肩を引き上げたほうが楽になります。これはある程度バランスがとれている人なら、ひとりでにそのように連動し、動きやすいはずです。

しかし、ここで考えなければならないのは、その連動が逆に出てくる場合です。アンバランスの人は、この連動が逆に出ることが多いのです。たとえば、足は右を押し出したほうが楽なのに、肩は右を上げると苦痛だ、などという場合です。このような人を調べてみると、上半身と下半身のつなぎ目になる腰のあたりに大きな歪みがあり、それが連動性を妨げているようです。

このような場合、どのように対処していったらいいかが難しいところです。右足を押し出すのはいいのですが、右肩を上げると苦痛なわけです。このようなときは右肩を下げればいいように思うのですが、そのまま肩を下げてしまうと、下半身と上半身のバランスがとれず、不快を感じる人がほとんどのようです。

このようなときは、補助者がいると便利です。まず、足は右足を踏み出すように誘導します。それから右肩がある程度上がった位置で柔らかく固定してあげ、動く人はその位置から肩を下げるような力を入れて、気持ちいいかっこうにするわけです。そして脱力しても気持ちがよいときは、腰のあたりの歪みが小さくなり、だんだんこの動きにおける上半身と下半身のバランスがとれ、全身の連動性もよくなってくるようです。つまり、動く方向はいいのですが、止まる位置が大切だということです。

これは、その他の動きにも応用できますので、試してみてください。

意識づけ
――それが操体操法の効果に大きく響く

操体操法の基本的な動きをじっくりと試し味わってみる際、動かそうとするところに意識を集中させると、動きの感覚がさまざまに変化するようです。

仰向けになり、膝が左右に倒れる動き（膝倒し）で試してみます。そのとき次のように意識を集中するところを決めて、全身に連動してゆく動きの感覚を味わってみます。

（1）まず意識を足首のあたりに集中し、そこをねじるようにしながら膝を左右に倒してゆく動きの全身的な感覚。

（2）意識を膝のあたりに集中し、膝を倒そうとしながら動いたときの全身的な感覚。

（3）意識を腰のあたりに集中し、腰をねじるようにしながら膝を倒してゆくときの全身的な感覚。

（4）意識を背中のあたりに集中し、背中をねじるようにしながら腰をねじり、膝を倒してゆくときの全身的な感覚。

動きの感覚に主眼を置きますので、そのときの呼吸の仕方や精神活動などには少々違いが出てくるでしょうが、まずは一定であることにします。第三者には、同じように見える動きのときには感覚も同じではないかと思えるのですが、やってみるととてつもない快感の妙味の差が出てきます。たとえば膝に意識を置いて倒してみると、右側に倒してゆく動きがなんとなく気持ちがよく感じられ、次に腰に意識を置いて右側に倒してゆくと、ものすごくありがたくなってくるような気持ちのよさが感じられるというように、快感の質が変化してくるのです。

また、第三者には同一方向の動きに見えても、足首に意識を置いて動いてみると、膝が右側に倒れる動きが気持ちがいいのに、背中に意識を置いた動きでは、膝が右に倒れてゆくと気持ちが悪いというように、意識を置くところの違いによって、見た目の形は同じでも、快、不快が逆転したりすることもあるのです。

質的に変化する快感の場合は、それがより増幅されるような部位からの動きを目標としてやってみればいいのですが、ここで問題になるのは、快、不快が逆転してしまう場合です。なぜこのように変化してしまうのかを考えてみますと、最初の動きによってすでに全身のバランスが変化してしまうからではないかと思われます。また、足のほうから連動してゆく動きの筋活動と、背部からの動きが足のほうへ動いてゆく連動（逆連動とでもしましょうか）の筋活動の違いや、どこかに大きな歪みがあるために、上半身あるいは下半身からのスムーズな連動が阻害されてしまっていることなどが考えられます。

独りで操法をするときも、二人で取り組むときも、どこに意識を置いて動いたらいいのかを、いろいろと試し工夫してみてください。そうしますと、心から有難さが満ちてくるような気持ちのよさが味わえるはずです。

原始感覚
──「キモチイイ」ことの目安・後味のよさに従う

考えすぎてはかえってわけがわからなくなってくることがたくさんありますが、これもその一つかもしれません。それは「原始感覚」と呼ばれる、身体で感じている感覚のことです。操体を試してみる際に、少しは役に立つかと思いますので書いておきます。

私たちは、なにげなく頭をカリポリ掻《か》いたり、鼻をこすったり、クシャミやアクビをしたりしているものですが、これらは、身体を護るためになんらかの苦痛を除去しようとする原始感覚によって引き起こされていることなのです。

さてここで、原始感覚の実体を考えてみることにします。たとえば、ムズムズと、どこかがかゆくなってきたとします。普通なら、知らず知らずのうちに、ポリポリと掻いて終わってしまうのですが、このなにげない動作中の原始感覚を探ってみると、まず、「かゆくなってくる」という、掻く行為を求める感覚がそれです。そして、掻いたことによって起こされる感覚と、掻き終わった後に残される感覚も原始感覚ということになります。このように、無意識に行なっているなにげない動作のなかに原始感覚のカラクリがあるのです。

次に、それらの行為をそれぞれについて味わってみると、すべてが快感（キモチイイ）につながっていることがわかります。思い出してみてください。身体のあちこちがかゆくなってきたときにポリポリと掻くとキモチイイ。つまり人間の身体は、自分にとってなにか不都合があるときは、それを知らせるために不快感を現わし、なんらかの行為を要求してくるのです。そしてその要求にかなった行動をとることによって、身体は「ありがとう」というかわりに、快感（気持ちよさ）を発してくれているのです。

ところがどうでしょう。近ごろは困ったことに、その感覚が何を意味しているのかわからなくて苦しんでいる人がいたり、せっかく身体が出してくれる「優しい声」、つまりその感覚を、自覚しにくい状態となっている人も多くなってきています。前者でしたらその意味を理解し、実行してゆくだけで十分です。しかし後者の場合だと、たとえば肩が凝っているのにそれを「コリ感」として感覚できないとか、その身体の親切なサインをキャッチできなくて、いわばポンコツアンテナになっているような人で、こういう人には少々手こずってしまいます。しかしながら、ポンコツアンテナといっても、考えてみると、そのようになってまで自分の身体を護ろうとしている健気な姿であります。これは「慣れ」といってよいのかどうかわかりませんが、ある程度なんらかの不快感がつづくと、それを感知しないように自動調整機能が作動しだし、不快感を持続しなくてもすむように働いてくれているのです。

よく、トイレなどに入った瞬間はそれなりの悪臭を感じますが、二〜三分後には、最初に感じた臭いもほとんど気にならなくなってしまいますが、これもそのよい例です。このように、身体には、ある状態におかれると、いち早くそれに適応しようとする自律的な機能が具わっているのです。ですから、ポンコツアンテナになっているからいけないことだとは一概に言えないときもあるわけです。しかし問題は、ポンコツアンテナにもそれなりの限界があって、サビついてボロボロになる前に修理してあげないと困ったことになります。その方法はいくらでもあると思いますが、人間も動物なのですから、生まれつき具わっている「原始感覚」の性能はよいはずですので、それが「気持ちよい」と感じる生活の仕方を工夫してみることがもっとも近道なのです。

さて、この原始感覚ですが、つきつめてみると、快感（気持ちがいい）と不快感（気持ちが悪い）とに分けられます。操体では、快感（気持ちがいい）を感じるようなことをしたほうがよい、という方向性が示されており、それが天然の法則でもあると説かれています。簡単に考えると、気持ちのいいことはどんどんやっていいことで、気持ちの悪いことはいけないことのようにとらえられてしまいます。

しかし現実には、少々気持ちが悪くても我慢してやらなければいけないこともよくあります。そのために、原始感覚（快、不快）をもう少しときほぐし、快の二面性と不快の二面性とに分けてとらえてみたほうがわかりやすいと思います。

まず快を「良い快」と「悪い快」に分け、不快を「良い不快」と「悪い不快」に分けて考えてみるのです。「良い快」と「悪い不快」は、そのものズバリで理解できると思います。ここで面白いのが、「悪い快」と「良い不快」です。「悪い快」とは、そのときは気持ちよく感じるのに、後で気持ちが悪くなってしまうような場合のことをいいます。「良い不快」とは、そのときは気持ちが悪く感じるのに、後で気持ちがよくなってくるような場合のことをいいます。このようなわけですから、そのときに気持ちがよいからそれは良いことだとか、気持ちが悪いからいけないことだなどと、固定的に考えなくてもいいのです。ある程度の不快感を我慢したことによって、その後で味わうことのできる快感もあります。気持ちがよくて「いいなぁ」と思っているときにこそ、用心しなければならないこともあるわけです。

このように、私たちの身体は、あらゆる変化に応じながら、原始感覚を介していろいろなサインを出しつづけてくれているのです。

運動の法則
――重心安定こそ動作の決め手

私たちは、普段なにげなく立ちふるまい、動いていますが、日常的な動きのなかにも、動作の基本があり、法則があります。この法則は、身体のバランスが崩れるのを防ぐとともに、効率のよい、見た目にも美しい動きへとつながってゆく方法ですので、いろいろな作業をするときなどはもちろんのこと、武道、スポーツ、何事にでも応用できる、覚えていて損のないことです。

さて、相撲の横綱・千代の富士関などを見ているとわかるように、力士のなかでも小柄なほうなのに、ものすごい技と力を見せてくれます。あのような技法はどこから生まれてくるのでしょう。それは、もちろん天性の素質や猛練習の結果でもあるのでしょうが、その秘密のカギは、この運動の法則のなかにかくされているのです。野球、剣道、その他のスポーツなどでも、その基礎となっている指導は、「脇をしめろ」「腰でやれ」などと言われるように、それなりに優秀な選手や達人などは皆このことを身体で知っています。この「脇をしめ、腰でやれ」このことから、少し説明してみましょう。

また千代の富士が出てきますが、彼の取り口でよく目につくのが、相手の前ミツを引き、腰を浮かしてしまい、そして倒してしまうといった場面です。この「前ミツ」がミソなのです。前ミツを引くと、千代の富士の脇はしまり、腰に力が集約されるのです。そこで持ち前の瞬発力が倍増し、勝利を生むわけです。

さあ、ここからが大切なところです。それでは、どのようにしたら脇がしまり、腰に力が集中しやすくなってくるか？　ということになってきます。試してみるとわかりますが、手では小指側に力点を置き、足では親趾側に重心を置くのです。そうすると、自ずと全身の力が中心（腰）に集約され、より大きな力（エネルギー）が発揮できるのです。また、見た目にもその動きは美しさを感じさせ、疲労度も最小の状態で動作することができるのです。

これが、運動の法則のなかの「重心安定の法則」です。

重心移動の大切さ
——合理性を生む四つのポイント

前項の「重心安定」のところで指摘したように、力を集約するポイントとして、腰を重視してきました。この重心移動の法則も、腰の動きを、重力との関連から説いたものです。

（1）側屈の動きになるような動作は、倒れる側の反対の足に体重をのせ、腰を移動させます（倒れる側の踵《かかと》は浮いてきます）。

（2）捻転（ねじり）の動きになるような動作は、捻転する（ねじる）側の足に体重をのせ、腰を移動させます（ねじる反対側の足の踵は浮いてきます）。

（3）前屈する動きになるような動作は、腰を後方に移動します。

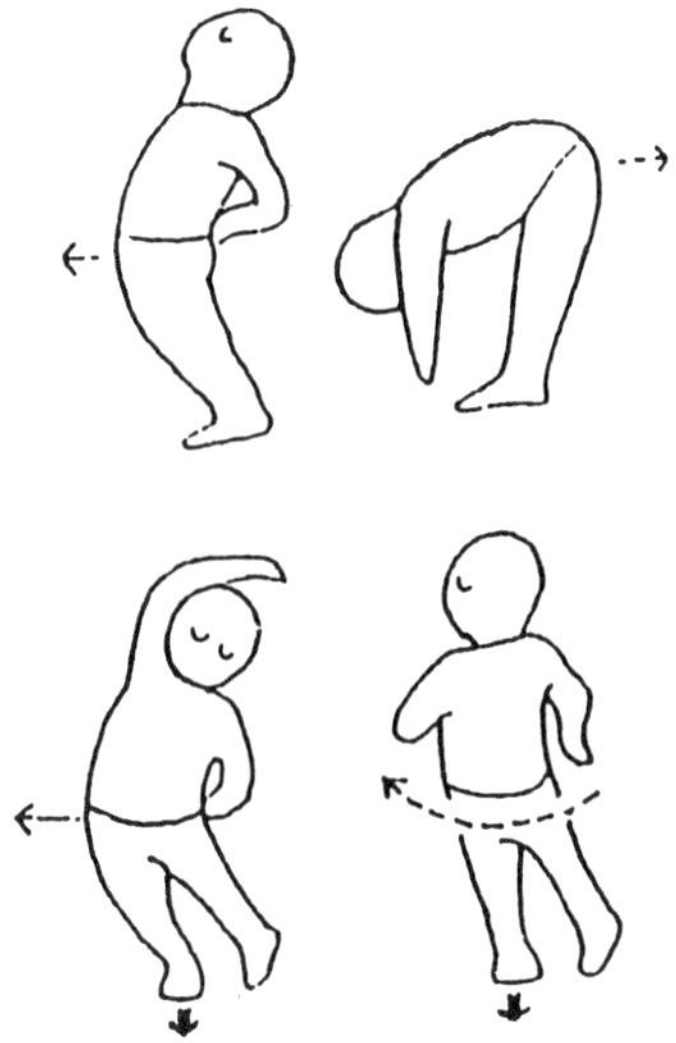

（4）後屈する動きになるような動作は、腰を前方に移動します。

体操？　操体？
――ともかくやってみることから始めよう

「操体」という言葉を知り、そのテキストを参考にして勉強を始めるとき、身体の動きの面がクローズアップされてくるようです。

そしてそれは写真や図解などで解説されていますので、いちばん目につきやすく、入口としてはいいのですが、誤解してしまっている人が多いようです。事実私もこの操体を初めて知ったとき、同じような考えを抱き、このような症状のときはどの動きが効くのだろう？　とか、また、別の症状のときは、どの動きとどの動きをしたらいいんだろう？　などと思いました。このように、初めはそれを知りたいのが本音ですし、いろいろな症状や病名に対しての動き方が決まっていれば、こんなにいいことはないのですが……。

さて、テキストなどをじっくり読んでゆくと、あれやこれやと面白い言葉がたくさん出てくることに気がつきます。病気について考えていると「病気はないんだ」と書いてあるし、苦痛なことはいやだなぁと思うのに「苦痛はありがたいサインだ」となっています。納得したり、首をかしげたりしながら読んでゆくと、またこんなことが書いてあります。私としては治療方法を覚えたいのに「治療など下の下だ」などとなっています。そしてまた読み進むと、「原始感覚」とか「息・食・動・想・環境の五つが同時相関相補性になっている」とか、聞き慣れない言葉ですが、なんとなくわかるようなことが書いてあります。そして「生命現象はバランス現象である」と、簡単そうで難しい言葉が目についたと思ったら、しまいには「気持ちのいいことをすればいい」と書かれています。

そのときまで私は、操体というのは「体操」の字を反対にしただけの、ただの体操みたいなことをするのだろうと思っていたのに、読めば読むほど、理屈の入り混じった矛盾がときほぐされ、なぜかうっとうしかった霧がひとりでに消え去っていくような気持ちにさせられてしまいました。今思えば、最初はどうしても図説などに説明してあるとおりにすればいいと思ってやるし、たくさんの動き方を覚えることに専念し、どんどん試していたようです。

いずれにせよ、鈍っていた動きの感覚を取り戻すためのステップとしてはずいぶん役立ったし、少しずつでしたが、「気持ちよさが大切なのだ」ということも理解できるようになってきました。そうこうするうちに幸運にも温古堂入門となり、橋本先生のもとで勉強させていただける丁稚としての生活が始まりました。

初めは、私の考えていることなどはすべてわかっているかのような先生の眼差しに圧倒され、悪いことをしているわけでもないのにビクビクしていたものです。ましてや操体の指導はほとんど私任せで、先生の「ああしなさい」とか「こうしなさい」といった忠告も、とくにありませんでした。私としては、いろいろなことを教えてもらえると思って期待していたのですが、先生の教えは毎日のように「気持ちのいいことすればいいのよ。ウソかホントかやってみなくちゃわかんねぇ」ということだけでした。

何ヵ月か過ぎたある日、私は、診療台のそばに掛けてある操体の原理を書いた掛軸の内容に関して、先生にこんな質問をしました。「先生、この図にはいちばん大切な言葉が抜けているのではないですか？」と背筋を正して言ったものです。すると先生は、「なんでもいいからウソかホントかやってみろー」と、いつものようにやさしく答えてくれました。ここまではよかった。しかし、その後も私は、「この掛軸には気持ちのいいことをするということがどうして書かれてないんですか？」と、しつこく語りかけたのです。先生にとっては、うるさく飛びまわるハエのようであったにちがいありません。

突然、最高にでっかい声で、「なんでもヤッテミロッてぇ！　やってみなくちゃワガンネェンダ！」と怒鳴られ、私はハエタタキで思いっきり叩かれるより痛い思いをし、唖然としました。オタオタしながらも私はすぐさま、わら判紙に「気持ちが良いか悪いかで決まる、という自然法則に従う」とマジックで書き、その掛軸の上に貼り付けました。私は不安でいっぱいでしたが、「先生、これでどうでしょうか?」と清水の舞台にぶらさがったような気持ちで見ていただきました。真剣なまなざしでジィーッと見ながら先生は、「ウンウン」とうなずいてニコッと嬉しそうにほほ笑んでくれたのでした。

私は、一時の安堵《あんど》感に浸りました。しかし、毎日、「やってみなくちゃわかんねぇ」と教わりながらも、行動に移せなかった自分が情けなく、悔しかったのです。そして、「やってみる!」ということは、なんとなく中途半端なイメージで受けとめられる言葉なのですが、それは逆で、行動に移すということは、ものすごく真剣で勇気のいることであり、体験してみるということが何よりも大切なのだと知ったのでした。このハエタタキ事件は、私にとって最高の勉強になったように思います。

さて、話を「病気はないんだ」のところにもどしましょう。ごく一般的に、病名のついているような「病気」といわれているものは、大けがをしてそこを縫い合わせたりするものは別としても、もともと天然にはなかったようです。しかし、その天然から外れるような行為による不快感で身体が歪み、頭が痛いとかの感覚異常や、それに加えて腰が曲がらないとかの機能異常、そして最終的に病名がつくような器質破壊になったとしても、それらはすべて身体の親切なサインでしかないのです。もしそのサインに逆らって気持ちの悪いことをつづければ、もっと悪化もするでしょうが、素直にそれに従って歪みを調整する気持ちのいいことをすれば、ひとりでに治ってくれるようにできています。風邪をひいても、二～三日したら知らないうちに治ってしまっていたり、ちょっとした切り傷など、放っておいても治ってしまうことなどよく経験することです。

このように動物としての人間には、もともと自分の身体を自分で治すという天然の力があるのです。このようなことから考えても、橋本先生の言われる「病気はないんだ、病気はサインだ」ということが、だんだんわかってくると思います。

次は「治療」についてです。治療は「誰かにしてもらう」というふうに使われている言葉です。しかし、あれこれやってみると、人によっては私が少しも手をふれないで「こう動いてェ、気持ちいいように動いてェ」などと言葉をかけてやるだけで、患者さんが独りで動いて治ってしまうこともあるのです。それに、たとえ手をかけてもらったとしても、治るきっかけとしての補助でしかなく、やはり治ってしまうのは患者さん本人に具わっている力によるわけです。

このように見てくると、先ほどの「病気はないんだ」に関連して、「治療など下の下だ」ということがわかってきます。

さて、立派な病名をつけてもらった患者さんを診《み》ていると、治ったらもう悪くならないような考えをする人がいます。とんでもないことです。いくら動きのバランスがとれてきて、ある程度症状がなくなったとしても、また悪くなる可能性もあります。つまり、患者さんの最小限の「責任生活」、すなわち「息・食・動・想」が天然の法則から外れれば、またぶり返すことになるわけです。難しい言葉でいうと、「可逆的に変化する」ということです。そしてこの四つの責任生活と「環境」を含めたものが、「同時相関相補性」になっているといっています。

これは、それぞれがお互いに助け合う役目をしたり、一つが悪くなると、それにつれて他のものも悪くなってしまったりするということを表現しているもので、たとえば、食欲がなかったのに気持ちよく深呼吸したら食欲が出てきたとか、ギューッと気持ちよく背伸びをしたら頭がスーッと壮快になったとか、日常よく体験することであり、考えてみるとわかると思います。

そしていま、私は「生命現象はバランス現象だ」ということを、いろいろ試してみているところです。とにかく天然の法則にマッチして、身体が喜んでいるサインとして「気持ちがいい」という感覚が起こり、法則から外れて身体が嫌がっているサインとして「気持ちが悪い」という感覚が起こるようになっています。そしてこれらのサインを「原始感覚」と呼んでいるのです。操体の目的は、「生きるかぎり、快適に満足して十分に生きたい」という人間の悲願の達成なのです。

第三章

からだの感覚にゆだねる

不思議な感覚の世界

からだを包む安堵感と快さ

通院中の患者が私に、「先生、操体ってスゴイと思う」と目を輝かせて言うのでした。何がどうスゴイと思うのか尋ねると、一瞬どう表現しようかと困っている様子です。私は、どんな言葉が返ってくるのかと、とても楽しみでした。操体に触れた患者の、ナマの声が聞けることは、私にとって、操体を学ぶ上でたいへん貴重な財産なのです。しばらくして彼女は、こう話してくれるのでした。

「先生、操体って、人の感覚の世界に入り込んでくるのですもの……、私、操体って、ほんとにスゴイと思います。こんなに、私の感覚のなかに入り込んで、そして溶け込んでくるなんて、こんな体験を、今まで味わったことがないんですもの……」と。

私は彼女の表現力に驚いてしまい、その言葉に酔ってしまうほどでした。なんと響きのある、表情をもった言葉なのでしょうか。「人の感覚の世界に入り込んでくる」とは、なんと的を射た言葉なのでしょう。知識だけでは表現できない言葉だと思いました。

彼女は、その日で四回目の診療でした。そして、彼女はその日、初めてからだの動きのなかに表情があったことの、気づきをつかんだのでした。それは、自分のからだを通して、快適な感覚の気づきを知ったことでした。今まで味わったこともない、触れたこともない、なんとも言えない快適な感覚だったのでした。自分のからだのなかに眠っていた快適感覚の磁石に触れ、心もからだも溶けてしまったような、そんな気づきだったのです。

彼女が味わって知った快適な感覚、気持ちよさとは、セックスの刺激的快感とはまったく違うものなのです。呼吸が乱れ、脈拍が高ぶるような、興奮性の快感とは違うのです。集中性をともなうものではなく、微粒の電気が扇状に、裾広がりをもって、全身の細胞をまたたくまに、そして、ゆっくりと温かくすっぽりと覆ってしまうような、放散性をともなう快適な感覚なのです。刺激的な高まりもなく、激しさもありません。静かに、ただようように、全身に広がっていきます。

眠りにつく前の状態を思い出してください。心はくつろぎ、からだは筋肉の緊張を解き、眠りに入りかけて、ただ意識だけがまだどこかで少し目ざめているとき、フワリと白い雲に乗って、ゆっくりと風に流され、身をまかせているような、そんな気持ちのよさに似ています。

この快適な感覚は、心にとっても、からだにとっても、じつに安心で安定した満足感で満ちています。心身のやすらぎ、くつろぎ、安心、安定、満足感、そして幸福感を味わわせてくれるものでした。彼女にとって、これは、人生観を変えるほどの、心地よい衝撃でした。自分のからだのなかに、こんな不思議な快適感覚があったという驚き、そして、今ここに自分があったという気づきを体験したのでした……。

誰でも、からだの動きのなかに、痛みや苦痛をともなう動きがあることを知っています。けれど、一瞬、静かに、自分のからだの動きに心をすまして聞いてみてください。けっして不快な感覚ばかりが目ざめているわけではないのです。からだの動きのなかに、気持ちがよいという快適な感覚が、目を覚ましていることに気づいてほしいのです。からだは、この気持ちがよいという快適な感覚を、あなたの意識行動のなかで積極的に味わってほしいと、待ち望んでいるのです。

快のサインは大きなアクビ

遠慮会釈のないからだの反応

昨年から通院するA子さんは定時制高校の教師で、大の操体ファンの一人です。彼女を診療するとき、私は何も問診することがない。彼女にとって、どの動きが快適感覚を満たしているのか、本人に問診するまでもなく、動診の最中に発生する無意識の反応を見ていれば、一目瞭然にわかってしまうというわけなのです。彼女は必ず、快・不快、気持ちがよい・悪いに対して、サインを送ってくれるのです。

どんなサインかと言いますと、とても愉快なことに、彼女の快のサインは、大きなアクビだったのです。趾《ゆび》モミの段階から、「アーア、気持ちがいい」というからだの訴えが、無意識のアクビとなって出てしまうのです。

彼女にとっては、アクビも快感覚のようです。動診時でも、アクビが出ない動きの方向は、からだが要求していない動きで、アクビが口からこぼれる動きの方向は、からだが要求している動きのようです。よくよく観察していると、そのアクビにも快感度の量や質、からだがとくに要求する動きに対しては、アクビの量と質が違うようなのです。とくに快感度がより大きい場合は、顔が壊れるほど大きな口を開けてアクビをします。アクビをすると涙が出ますが、その涙の量も違うというわけなのです。A子さんには、からだが気持ちよいという感覚に反応したとき、大きなアクビが出るというシカケがあるようです。

操法の平均時間約三〇分から四〇分の間は、それはそれはアクビの連発で、目元から涙が流れ落ちるほどの大連発を繰り返すのです。よっぽど、からだが気持ちよさを求めているんだなぁと思うと、私自身うれしくなってしまうのです。また彼女は操法中、脱力することすら忘れてしまうほどの人で、たわめの間に入って五秒……一〇秒……一五秒……そして二〇秒、やがて二五秒、待てども待てども脱力する気配がないのです。いくらなんでも私の方がジレてしまいます。脱力するのに、こんなに間《ま》を計る人はまずいません。ついに私がジレて「A子さん、脱力はまだなの？」と聞くと、「エ、エッ？　脱力？　先生、私、脱力するの忘れてたぁ。ただただ気持ちがよくて、そのうちなんにもわからなくなってしまって、先生ゴメンナサイ」と言って、頭をペコンと下げる。ここまで味わってくれると、卒業証書を差し上げたくなりました。脱力するまでの間も、人によって本当に個人差・感覚差があるものです。くれぐれも、きめつけでやらないことです。

からだが後ろに反らない

バランス回復の要領

初診の患者――出産後、骨盤がずれ、腰の痛み、坐骨神経痛に悩まされて、病院・治療院通いをつづけ、現在、さほど症状は出ていないとのことですが、左右の足の長さに少し差があるのが自覚でき、歩行中、からだがギクシャクして、シャンと歩けない。さらに、三年前までは立位のままからだを後ろに反らし、手が床につくほど柔軟だったのに、出産後からだを痛めてからは、後ろに反ること自体痛くてできないと言います。

患者を仰臥位に寝かせ、おしりを持ち上げて下ろしてもらい、正姿勢をとらせると、両足をそろえて診断するまでもなく、右足が極端に短く見えます。改めて両足をそろえ、親趾《ゆび》の長さを診《み》ると、右側が二・五センチも短い。これでは歩行中、からだがギクシャクするはずである。

次に両膝を立ててもらい、膝うらを診《み》ると、スジを束ねたように、筋肉が緊張しています。その中心を圧診すると、顔をしかめ、飛び上がるほど痛がる。さらに、臀《でん》部梨状筋を横断的に探って診ると、右側にシコリが触れる。その上の腸骨陵《ちょうこつりょう》の中央部にもスジ状の緊張が触れる……。

ここまで診断して操法に入りました。

まず左膝うら、次に右臀《でん》部梨状筋、その上の腸骨陵という順に異常緊張をゆるめます。

もう一度正姿勢をとってもらい、足の長さを確認してみると、今までのズレがウソのようにそろっています。下へ降りて歩いてみるように指示すると、

「先生、歩行中のあのギクシャクした違和感がなくなりました。シャンと歩けます」と彼女。「からだが後ろに反らないということだけど、チョットだけでいいから、やってみてくださ い……」と私。「先生、すごい。こんなに後ろに反れる」「それだけ反れるなら正常に近いね」「先生、今まで痛い思いばかりして治療を受けてきたんですよ！　痛いことしなくても、こんなに変化するものなんですか？　不思議ですね」「そうおっしゃるけど、実際そのとおりですよ。なにも苦痛を与えなくても、からだは治るようにできてるんだから有難いでしょう。さあ今

度は、伏臥位に休んでください」……。

伏臥位のまま、服の上から背中を視診すると、背骨を介して右肩甲骨の内縁が高くもり上がっています。横断的に触診してみると、スジが硬結して、ゴロゴロしており、左肩甲骨の内縁にも、右側ほどでもないがシコリが触れます。

そこで、右肩甲骨の内縁のシコリからゆるめることにし、二度、三度の操法で左右とも解消しました。

「ハイ、もう一度起きて。今度はブリッジもできるから、からだを十分後ろに反らせてみてください」

「先生、本当にできると思いますか？　三年間もできなかったんですよ」

「マア、そう言わずに、できるか、できないか、やってみたらわかるでしょう」

「先生、両手が後ろにつく……！　ブリッジができる……！」

彼女ホントにできちゃった。やっちゃったよ……と、私自身、唖然としたのです。

その患者特有の構造（つくり）と動きの歪《ひず》みを的確に把握して元の状態に正してやれば、部位、疾患にとらわれなくても、よくなるのです。「バランス。バランス。バランスが大切なんだ！」と思ったことでした。

八方塞《ふさ》がり

からだの悲鳴に耳を傾ける

「腰が痛くて身動きすらできない」と、ある三十代のご婦人から電話が入りました。話の内容は、三年前に椎間板《ついかんばん》ヘルニアの手術をうけ、経過も順調だったのですが、仕事の上でのイライラやストレスが重なり、一ヵ月くらい前から、なんとなく体調が思わしくなく、昨日掃除機をかけていたとき、突然、腰に激痛が走り、そのまま立てなくなってしまったということで、身動きできないくらい痛くて困っていると、せつなさそうに訴えるのでした。

八方塞《ふさ》がりとはよく言いますが、このご婦人は、まさにこんな状態だったのです。どうしても今日診療してほしいとのことでしたが、私はご婦人に「このような状態のときは、もう少しからだが落ち着いてくるまで安静にして休んでいたほうがいいのです」と、丁重に診療をおことわりしたのです。なぜなら、結果的にそのほうが、患者さんにとっても、からだにとっても、賢明な処置である場合が多いからなのです。

電話の後で、私はなぜかせつなさがこみ上げてきて、その電話の主にこんなことを語りかけていました。

「身動きできない状態なのに、なぜそんなつらい思いをしてまで来院しなくてはならないの？　私はあなたの気持ちになって考えてあげたいけれど、それよりなにより、私はあなたのからだの身になって考えてあげたいのです。あなたは今、その苦痛からなんとか逃れたい、そのことばかりに気をとられていますね。でも、あなたの気持ちとは裏腹に、からだは動きを八方に塞いで、あなたに安静を求めています。

今のあなたに、なにより大切なことは、診療を受けることでも、治すことでもなく、安静にしてからだをいたわり、休めてあげること。それがなによりの薬だということにも気づいてほしいのです。無理に無理を重ねとおしているうちに、いつか、からだも異常を訴え、無理がきかない状態になってしまうのです。

動きを四方八方に塞いで安静を求めている今のからだに、なぜ、あなたはムチを打とうとするのでしょうか。このからだは、タダ同然のように限りなく使えるとでも思っているのでしょうか。しかし、こわれてみて初めて、このからだも、限りがある存在であったことに気づくのです。こわれてしまうまで、からだの変化に気配りせず、こわれてしまって後悔するようでは、自分のからだに対して余りにも無責任で申し訳ないのではないでしょうか。

健康で快適に過ごしているとき、からだに対しては、あたかもそれが当然であるかのように思い、病めば病んだで責めはしても、けっしていたわりの心を向けようとはしない。なんとかこの苦痛から逃れたい、治してほしいとの思いだけに心を奪われてしまう。あなたにとっての肉体とは、あなたの存在を示す唯一の借りものの姿なのに、なぜ、もっともっといたわってあげられないのでしょうね……」

感謝を忘れ、恨みごとを並べる身勝手さ

――「からだが病んでいるときぐらいは、やさしい言葉、いたわりの心を向けてあげてほしいのです。病んでいるからだを、いとおしむ心で暖かく包んであげてほしいのです。

あなたのからだは、いつもあなたが望んでいるように、無条件に快くその要求を聞き入れてくれているのですから、病んでいるときぐらいは、からだの要求を素直に聞き入れてやろうという気持ちになってほしいのです。いたわりの心もなければ言葉もなく、排除することばかり考えないで、『スマナイネ』という心で暖かくいたわってあげられるような気持ちの寛容さが必要だとは思いませんか！

あなたの支配する多くの心は、けっして病むことや、痛み・つらさを許したがらないでしょう。その気持ちはわかるのですが、そうなったらなったで、快く受け入れて許し、仲よくしてやろうとする寛容な心ももってほしいのです。いかがでしょう。

痛んでいるからだに責任があるわけではないのです。そうさせてしまったあなたに責任があるのです。でも、あなたは、そのように理解してくれてはいない。病んでいるからだに向かって、あなたは排他的にこう突き放すのです『病んでいるおまえが悪い、病ませた私に、なんの責任もないんだ』と。あなたは、常に病んでいるからだが悪いとする人格をもっているとは思いませんか……。ですから、病ませた自分には責任がないから、あくまで他人まかせ、医者まかせ、治してくれれば感謝もするが、この感謝も、『治るようにできているんだナァー、有難いナァー』という自分のからだに向けた感謝の気持ちではなく、あくまでそれは治してくれた相手に対する感謝の言葉なのです。そうでしょう?

その感謝の気持ちさえ、もし治してもらえなければ、逆の言葉となって出てしまうのです――『こんなものも治せぬヤブ医者』とかなんとか、不平不満を口走りそうです。そこまで治りづらいようにこわしてしまったあなた自身には、なんの戒めも、反省もないのでしょうか。私たちは自分のからだに対してすら、どうしようもないエゴをもっているものらしいですね。これは、悲しくもせつない人間の一面ですね」

あぐらがかけない

構造の土台を見るのが近道

膝が悪くて通院するご婦人。通院当初は、まだ五十代というのに、アルミ製の杖を使わなければ歩けない状態でしたが、今ではしゃがむことも、正座することはもちろん、杖さえ不要になっています。ただ、多少、関節が変形しているため、気候の変わり目とか、長時間歩いた後など重くなるようです。

「先生、歩くことも、しゃがむことも、正座するのも、自由にできるようになったんですけど、あぐらだけは、まだ不自由なんです」

と言います。どう悪いのかと聞くと、「左膝はいいんですけど、右膝の膝頭がキーンと痛むんです」というので、あぐらをかくときどっちの足を上にしたら痛むのか、ということを聞くと、「どっちでも痛いんです」との答えです。

ご婦人を仰臥位に寝かせ、右足の第二趾を趾《ゆび》のつけ根から爪先まで、たんねんに触診してみると、第二関節の内側にゴマ粒大の尖った硬結がふれます。すこし圧診しながらもんで「痛いでしょう?」と聞くと、痛くないと答えます。しかし、これだけ堅くこわばっているのに、痛くないなんて……。趾の感覚がマヒしているのでしょう。痛みが出てきたら教えてくれるように指示しながら、二〇秒から三〇秒間ほどもんでいると、「先生、痛くなってきましたよ。頭のテッペンまで痛みが走るようです」さらに、「先生、わかったから、もういいです。イタタタッ……。そこを押されると、膝とおしりに響きます」と、右足全体を手前に引き気味にしながらこらえています。

「痛みを与えて悪かったね。ではネ、二番目の趾を軽く握っているから、右足全体を自分の方向に、ゆっくり引いてみてください。引きやすいように、おしりも、腰も、背中も動いていいから……」

少しずつ圧を加えながら圧診してみます。

「まだ痛みが取れない?」

「いいえ、足を引くたびに痛みが軽くなっています」「動きそのものは大丈夫かな?」

「この動きは気持ちいいです」「ではね、もう少し全身を使って、足を手前に引いてください……

…今度はどう?」「先生、この辺まで動くと趾の痛みは消えます。膝とおしりの響きもないです」

「じゃ、そのまま動きを止めて、その気持ちよさを十分に味わって……、脱力したくなったら、全身の力を抜いて……」

脱力後、もう一度同じ動きをとらせ、確認の意味で圧診。ゴマ粒大のシコリが消えてしまっています。

「痛みはどう？　まだありますか？」「いいえ、ほとんど消えています」「起きて、あぐらをかいてみてください」「先生、右足を上にしても、左足を上にしても、右膝のキーンとした痛みは消えています」

遠まわりに見えても、構造（つくり）の土台を見るのが近道、「急がばまわれ」なのです。

血圧への挑戦

ストレスの蓄積から高血圧に

四月の末頃から血圧が一八〇―一〇八にも上がって、立ちくらみ・めまい・頭痛・吐き気・全身倦怠に悩まされている中年のご婦人です。昨年ご主人に先立たれ、今年に入って息子さんの結婚と、精神的にも肉体的にもストレスがたまって過労となってしまったようです。かかりつけの医師の診療をつづけてみてはいるものの、下が一〇八からいっこうに下がらず、それが心配で通院してみたのですと語るのでした。

顔色もすぐれず、いかにも疲れをしょっているという印象です。最高血圧を下げるのはさほど難しいとは思わないのですが、最低血圧を下げるとなるとそう簡単にはいかないことを、経験上承知していたのでしたが、このご婦人の場合はいとも簡単に下がってしまったのでした。

ベッドに仰向けに休ませ、まず首を触診したとき、「アッ、これだ、これが原因で下がらないのだ」と私は直感してしまったのです。

ご婦人の耳元で「血圧が下がらない原因がわかりましたよ」と教えますと、ニコリと顔の表情がやわらいで、「先生、ほんとですか？　四月の末から医師に診ていただいているのにダメなんです。その医師もなぜだかわからない、とおっしゃるだけで……」と言われます。

「右側の首のネ、ここ、こんなにシコっているでしょう。わかりますか？　ホラ、こんなにコロコロしているでしょう」「先生、ほんとですね、それ骨じゃないんですか？」「ちがうんですよ。筋肉がこんなに硬骨化したみたいにシコッてしまっているんですよ。ちょっと強めに圧診しますよ」「先生、飛び上がるほど痛いですよ。涙が出そうです！」「これだけシコッていれば、血圧が下がらないわけですよね。薬だけでいくら下げようたって、これでは無理でしたね」「先生、この首のシコリがとれれば血圧下がりますか？」「私はそう思いますよ。間違いなく下がりますね。首もそうだけど、全体のバランスも狂っているから、それも整えないといけませんね。いいですか、からだのつくりがこのように狂ってくると、からだの動きまでがおかしくなるんですよ。ゆっくりと動かしてみますとネ、窮屈でつらく気持ちが悪い動きと、逆にスムーズで気持ちがよくて、この動きならやってみたい、味わってみたいなァと思う動きがありますからね。今これから肩とか首とか腰とか、ゆっくり動かして確認してもらいますからね。気持ちがよくて、味わってみたいなァと思う動きがあったら私に教えてくださいよ」

「先生、今骨盤を左側に捻転した動き、からだ全体が気持ちよかったです」「やってみたいと思いますか?」「エ、エー」「それでは、からだのなかがウーンと気持ちよくなるように、骨盤を左側にゆっくりと捻転してみてください」「こうですか?」「そうそう、ゆっくりとネ。ゆっくりと動いて、そして気持ちのよさがわかったら私に教えてくださいね」「先生、この辺から気持ちのよさがわかります」「気持ちよさがわかったら、その感覚で動きを操ってくださいね。そう、そう。からだ全身で表現して、ゆっくりと十分に気持ちよさを味わうように。動きより、その気持ちのよさが大切なんですよ。そして、もっとも気持ちのよさが高まったところで、動きをたわめて、そのまま気持ちがいいという感覚を、納得がいくまで味わうようにしてください。そして満足したら、からだの内と外の力を、気持ちよく抜いてください。そうそう、うまく抜けきれましたね。気持ちよかったでしょう?」「エエ。本当にからだのシンから気持ちよさが伝わってくるようです」「脱力した後も気持ちがいいですか?」「ハイ。爽快な気分です」「その気分も味わってくださいね。もう一度今の気持ちよさを味わってみたいと思いますか?」「エエ。もう一度やってみたいです」「では、もう一度お願いしますね。気持ちがいいという感覚でネ、からだのなかを動かすのですよ。からだのなかの動きが外に伝わってくるように。そうですよ、からだのなかがウーンと気持ちよくなるように……」。

こんな具合に、腰・肩・肩甲骨・首と操法を試みましたが、右側の首のシコリは、操法をおこなうたびにくだけて散り始め、筋肉らしさがよみがえってきたのです。本人も頭のなかまで血がめぐってきた感じがして、鉛が溶けたようだと話します。

「今日の診療はこれでやめます。帰ったら、ゆっくりとくつろいでください。病院のほうへは一日か二日おいてから検査に行ってください。必ず下がってますから心配いりませんよ」

それから、二日後、本人から電話が入り、

「いま病院から電話をしています。お陰さまで下の血圧が一〇八から八〇に落ちてました。お医者さまが、なぜ下がったのか不思議そうに首をかしげていました、有難うございました」

とのこと。調子もすこぶる快調のようでした。

手術後の後遺症

術後半年たっても首スジの緊張がとれない

今年二月、腸捻転を起こし、開腹手術をして以来、左側の首スジがはって痛くて仕方がないと訴える。患者は、左側の首スジの、ここ、ここだけが悪い、ここだけなんとかしてくださいよ、といった表情で私に訴えます。

患者のその表情を私は無視して、もろに足趾《ゆび》に触れてみました。ともかく構造（つくり）の土台は無視できない、肝腎要《かなめ》なのだ。橋本先生が、「肩や首の異常は、足首の操法で十分間に合う、よく診《み》ることだ」と話されたことを思い出します。足首も重要ですが、まず足首の土台である両足の趾を一本ずつ軽く触診してみると、右側の趾が緊張して硬く触れます。とくに第三趾と四趾の付け根と、第二関節の周囲に、スジ状の緊張と米粒大の軟骨のようなしこりが著しい。ためしに第三趾のシコリの部分を意識的に圧診すると、患者はニガ虫をかみつぶしたような表情を顔一面に見せて、「イテテテッ……」と悲鳴を上げながら、こらえています。

私は「左側の首スジが痛いのに、なぜ、こんなところが痛いんでしょうネ」と、わざと患者に聞こえるように話しながら、もう一度、やんわりと圧診すると、また、とんでもない悲鳴が上がります。左側の首スジの痛さと比べて、明らかに趾の方が痛そうだとわかっていながら、私は患者に、「首と趾《ゆび》と、どちらのほうが痛い？」と聞いてみます。「先生、そりゃ足の趾のほうがよっぽど痛いよ！」

「それじゃ、足の趾のほうから治していかないとダメだネ」

患者も仕方なく「そうみたいですネ、先生」とうなずいています。

患者は自覚症状があると、痛んでいるその部分だけに意識がいって、そこだけが悪いんだ、あとはどこも悪くない、そこだけなんとか治してくれれば、それでいいんだ、と思い込んでしまうのです。私は、こんな患者に対して、けっしてその患者が憎いわけではないけれど、「痛んでいるところだけが悪いんじゃないヨ」という気づきをもたせるために、わざと、こんなワルサをして患者をいじめるときがあります。言い聞かせてわからないときは、この方法がいちばんいいようです。

ウーンと気持ちよさを味わって

ところで、開腹手術の後なので、全身も硬そうでしたが、ニガ虫をかみつぶした表情を見せてくれた分だけ、はっきりとした逃避反応をつかむことができました。第三趾に軽く補助抵抗を与え、右足全体をゆっくりと腰に向けて引くように誘導すると、足趾のしこりがゆるんでくるのがわかります。引かせながら、間《ま》をおいて、しこりの部分を同じように圧診して、痛みの有無を聞くと、

「先生、さきほどと同じ強さで、さわっているんですか？」

と聞くので、さらに強く圧診しながら、「どうなの？」と聞き返します。患者は「先生、先ほどの痛みはもうないヨ」と言いながら、おかしさをこらえるようにニタリニタリ。さらに引かせて、「どこもなんともない？　気持ちよさは？……」と話しかけると、「先生、この動きは、なにか、気持ちがいいですヨ」という答えです。

「そう、気持ちよさがわかるの……。それではネ、動きに気をとおして、ウーンと気持ちがいいところまで表現してみてください。表現して、ウーンと気持ちよさを味わってネ、満足して納得したら、抜きたいように全身の力をゆるめてくださいヨ……」

この患者は、脱力の仕方をからだにきいて、ゆっくりと、静かに、全身の力をからだのなかから抜ききったようでした。脱力後に圧診してみると、もう痛みは消えているというのです。次に第四趾の緊張部分を意識的に圧診してみると、つま先を無意識に背屈させて痛みをこらえているのです。そこで下肢を伸展させたまま、第四趾に意識をおかせて、四趾のつま先と、足関節を背屈するように誘導、背屈させながら、間をはかって圧診してみると、痛みがやわらいで、今度は

気持ちがいいと言います。気持ちがいいように背屈させて脱力後、再度圧診してみましたが、すでに痛みは消失していました。

次に右膝を立ててもらい、踵《かかと》を支点にして、足関節の背屈位をとってもらいました。この間、診断・治療を含め一〇分間。起きてもらって、首の状態がどう変化したかを聞いてみます。

「先生、不思議なものですネ。首をどう動かしてみても、今までの痛みも、首スジの緊張もウソのようにとれていますヨ。まさか足の趾と関係あるなんて、今まで考えもつかなかったことです。イヤハヤ、驚きましたネ」

患者はそう言いながら、深ぶかと自分自身に頭を下げて帰宅されました。

右手の中指が曲がらない

手が悪くても足から攻める

印刷業を営むAさんは、操体がとかくお気に入りで、気持ちよさを味わえる患者さんの一人です。印刷の仕事がら、誰に習ったというわけでもなくて我流で覚えたタイプを打ちます。そのときに、よく右手の中指を使うことが多くて、四～五日前から中指が曲がらなくなってしまったとのことでした。よく診《み》ると、中指の第二関節が、膨れています。

まず、いつものように、刻々と変わるからだ全体の構造（つくり）と動きをチェックして、全身のバランスを整えます。Aさんは、気持ちよさをからだにきける人です。動診している間も、「先生、この動きは、貝殻骨（肩甲骨）の内側がウーンと気持ちがいいから味わってみたい」「先生、この動きは、右側に倒すのが楽なんだけど、気持ちがいいのは左側に倒す動きだから、左側に倒してみたい」と、からだの要求してくる声を素直にきき分けて私に教えてくれるのです。気持ちよさに任せ委ねきっているときの顔の表情も、うっすらと赤味がさして、ほほ笑んでいるかのように穏かです。

全体の調整を終えて、最後に左足趾の第三趾に触れてみると、第二関節の裏スジが硬くしこっている感じです。少しずつ少しずつ圧診していくと、見る見るうちに顔が曇って、今にも雨が降りそうな表情です。そのうち、顔の表情だけではこらえきれなくなって、無意識にからだ全身で痛みを表現しだしました。「イタタタ……ターッ」という発声まで聞かせて、さわいでいるのです。

「先生、右手の中指と、そこと関係あるんですか?」と不思議そうに聞きます。私は、はっきりとは答えず、「診てみないとわからないけど、何か関係ありそうだね」と話しかけながら、遠慮なく圧診してからだの動的な表情を観察していると、必ず足関節を無意識に背屈様にそらせて痛みをこらえているのです。

そこで、私は第三趾の圧痛硬結部位を軽く触診しておいて、Ａさんに、三趾を中心につま先と足首をゆっくり背屈するように指示を与えました。Ａさんは慎重に動きを選択しながら、趾先から動きの表情を表現し始めました。そこで、趾先の動きが膝をとおして腰に伝わった頃合いを見はからって、圧痛部を遠慮なく圧診してみました。

「先生、まだ痛みは残るけど、とても気持ちよい痛みに変わってます」

「ではね、もう少し気持ちよさをからだ全身で操ってみて、脱力したい要求感覚がからだに満たってきたら、からだが要求している脱力の仕方に委ねて抜いてくださいよ」

と伝えます。

心地よさに変わった痛み

快適な感覚が、きわまりの間《ま》に入るころ、呼吸は深く長く、からだの内部を包み、動きの波は静止に近い波動に納まってきます。からだの内部は微妙に波動していて、気持ちよさに満たされて膨らんでいるようです。Ａさんのからだが要求している脱力の仕方を観察して見ていると、気持ちよさに膨らんで満たされた風船玉から、少しずつ空気が抜けていくように、からだの力が糸を引くかのように抜けていくのがわかります。抜ききった後も、からだは気持ちよさの余韻を味わいつくしているように見えます。大きな、嘆息に似た声がもれて、Aさんは十分くつろいで、からだも心も委ねきっています。

もう一度味わってみたいという、からだの要求感覚に従って、Aさんは趾先と足首を背屈しはじめました。同じ背屈の動きであっても、二度と先ほどの動きはつくりだせないのです。気持ちよさも違います。味わい方も違うのです。現象が変わって、新たな現象がもうすでにからだに生まれているからなのです。

私はまた、頃合いを見計らって遠慮なく圧診してみました。するとAさんは、「先生、今度は痛みが心地よさに変わってとても気持ちがいいです」と話してくれました。最後に背屈し脱力した後は、無痛で、ただ触られている感覚だけが残りました。そこで、

「タイプを打つ要領で、机をたたいてごらんなさい」

と指示すると、Aさんの中指は、いとも簡単に軽やかに机を打ってみせるのでした。もうグッと曲げても、痛みはありません。

左膝に力が入らずガクガクする

カギを握る足趾《ゆび》の形態的変化

連チャンのゴルフで、左膝に力が入らずガクガクするという男性。仰臥に休んでもらい、左足趾《ゆび》を一本一本触診してみると、第二趾、第三趾の第二関節の裏側に米粒大のしこりが触れます。まず、第二趾の緊張部位を圧診してみると、患者は口をへの字に歪めて痛がります。緊張部位を触診したまま、左足全体を腰、背中を使って押し込むよう指示を与える（踵《かかと》に意識をおかせ、踵で足全体を踏み込む要領）と、この動きはとても気分がいいと言います。押し込ませながら圧診してみると、先ほどのような痛みはなく、楽だと言うので、気持ちがいいだけその感覚を味わってもらい、脱力したくなったら、からだ全体の力を抜くように指示しました。

二度ほど操法を試み、脱力後に痛みが消失。次に第三趾の緊張部位を圧診してみると、ここもそうとう痛いようです。そこで左膝を「二分の一屈曲位」にとらせ、膝裏を探ってみると、中央より内側にピーンと張りつめたスジ状のしこりが触れます。足関節の背屈の操法を指示する前に、踵を軽く浮かせてもらい、左手の手の平を踵の下に置いて踵を降ろさせ、右手は第三指の緊張部位を触診したまま補助抵抗を与え、足関節を背屈位にとらせます。二度ほど操法を試みて脱力後、第三指の痛みと膝裏のしこりが消失。患者に立ってもらって、膝の具合を確認してもらうと、患者はニッコリ笑いながら、嘘のようだとつぶやいています。問診から治療まで約八分。明日もまたゴルフとのこと。思う存分プレーしてきなさいと言って帰しました。

今まで、足趾のしこりはおいそれと取れないものとばかり勝手にきめつけられていたのです。そんなことはないようです。操法を試みているうちに痛みがやわらぎ、痛みが心地よさに気持ちよさに変化し、脱力後には痛さも、気持ちよさも、ともになくなってしまうのです。

疾患の程度、歪みの状態にもよるのでしょうが、足趾の形態的変化を見逃してはならないという臨床体験を得たことは、今後臨床における大きな財産となりました。これは疾患現象をボディーの歪みという異常状態から、構造運動力学的に把握するという立場を、臨床的により明確にするものだと思われるのです。

発声とボディーの歪み

二〇分余りで声を取り戻した女性

十数年も前の話ですが、操体の講習を頼まれた私は、その会場で声が出にくい女性に出会ったのです。ほとんど無声音の状態で、私の耳元で、「先生、一週間ほど前から急に声がこんな調子で、出なくなってしまったのです。なんとか治る方法はないものでしょうか」と訴えるのです。声が出なくなった患者さんを診るのは初めてで、ボディーの歪みと発声がどのような関わりをもっているのか、当時の私にはまだ定かではなく、一瞬とまどいがよぎりました。

そこで、指導を行なう際に、彼女には臨床モデルになっていただくことにして診《み》させてもらったのです。十年以上も前のことで、どのような操法を試みたのか、今になってはその記憶もかすかなものです。しかし、歪んだからだであったことには間違いなかったようです。二〇分余りの操法の後、その女性の声はすっかり、もとの自分の声に戻っていたのです。

初めての臨床ケースに直面し、その変化を目のあたりにした私は、たいへん興味と興奮をそそられたものでした。それ以後、私の診療室には、ミュージシャンや音楽大学の先生、学生たちが診療におとずれるようになり、私は発声とボディーの歪みについての認識を深めることができたのです。

臨床上、声学にかぎらず、ピアノやバイオリンの演奏にたずさわっている方の訴えを聞いていると、声音《こわね》や音色をからだで聞き分けることができにくくなっているようです。ですから、からだに声がとおらない、声がとおらない、と訴えるのです。私自身は音楽にはまったく無関心、学校の音楽の時間は大嫌い、そんな私が音楽に通じている方々を診させていただいているのも皮肉です。

ところで、からだを診させていただく立場から、「声や音を聞き分けられない、音や声が、からだにとおらない」ということは、「聞き分けられなくなってしまったからだ、とおらなくなってしまったからだ」を、そこに見る思いがするのです。

とくに発声に注目し、ボディーを診《み》ているうちに、声（発声）にとって、このからだはスピーカーの役目を果たしているのではないかと考えるようになったのです。スピーカーの役目をしている、このからだが、歪《いび》つになっているということなのです。からだが歪体《わいたい》していると、声がからだにうまくとおらず、発声しにくい状態になるのです。そして、快適な発声音（快適音）と、不快な発声音（不快音）の存在がはっきりしてきます。

からだが声をつくり、声がからだを左右する

発声しにくい声を無理に出そうとすると、当然その発声方法に無理が生じ、無意識に、ぎこちなさをともなうからだの動きになってしまうのです。発声しやすい声には、心地よく流れるようなからだの動きが無意識に関与し、発声時の動きそのものにリズムが生まれ、発声をよりしやすくするのです。

発声後も、すこぶる爽快になり、解放された後味のよい、気持ちよさにつつまれてきます。気持ちよい快適音の発声の後に、不快音を発声してみると、たいへん楽に発声できることがわかってきます。

五十音訓すべての発声には、アにはアの、イにはイの、発声しやすいからだの動き（発声動体）があり、互いに相関し相補し合っているのです。さらに、その発声音に、からだの内から外へと拡張し放散する音と、拡張しながら集中する音があり、たとえばア行のアとオがそれに近く、また、からだの外から内へと収縮し放散する音と、収縮し集中する音があり、これはア行のイ、ウ、エが該当するようです。

発声にとって、からだの重心安定・重心移動の法則もたいへん重要な意味をもっていますが、発声の調整や、音や声をよくからだにとおすためには、からだの歪みを正すことが必要であり、それによってこれらのことは可能となります。

裏を返すと、快適な発声音をからだにとおすことは、からだの歪みを正すことにもなるのです。快適音の発声にイメージを与えさせて連想すれば、声はよりよくからだにとおり、発声は豊かに調和されてくるのです。

発声とは、息つまり呼吸であり、呼気がポイントになります。快適音を腹式深呼吸の要領で、下腹部から気持ちよく吐ききるように、ゆっくりと十分に発声してみるのです。発声そのものが腹式深呼吸になっていますから、発声とともに呼吸にも気持ちよさがかよい、息も下腹部から、長く深く吐ききれるようになってくるのです。

発声と動きが一体になるとき

イメージ——これは想念・精神活動であり、心の調和に働きかけてくれるのです。快適音の発声にイメージを連想するのです。発声とイメージを一体化させて、そこに調和するのです。あったかいイメージ、すっきりするイメージ、明るいイメージ、美しいイメージを連想してみるのです。心もからだも、解放されてくるのがわかります。

「動」は、身体運動、からだの動きとしてとらえます。快適音の発声にイメージを与え、溶け込んでいくと、からだは動きをよりよく表現します。発声も心地よく、からだによくとおり、発声のなかで育ったイメージもさわやかです。動きも気持ちよさを表現し、より発声をうながしてくれます。からだ全身で、気持ちよさを表現していくと、さらにイメージはひろがり、声は大きくふくらむように、からだにとおってきます。心にも、からだにも、気持ちよさのハーモニーが生まれてきます。

五十音訓のア行を腹式深呼吸の要領で、一つ一つ発声してみます。立位でも仰臥位《ぎょうがい》でもいい、発声してみると、その発声に動きというアクセントがついてきます。アという発声に、ウという発声に、それぞれに動きの顔があって表情があるのです。この動きの表現や表情が、からだの連動につながっていることに気づいてほしいのです。発声はからだの動きの一表現体であり、その発声音はすなおに、からだにとおしていくと、からだの要求が何に向いて一体なのかが理解できるのです。それは、気持ちがいいという快適な感覚に向かって一体化するのです。発声と動きが一体化されるとき、波動が起こり、その波動が、からだのなかで共鳴し飽和状態となり、発声は最快適音を、動きは最快適感覚を共有することになるのです。さらに、心のイメージがこれらを導き出す重要な役割を果たしていることに注目したいと思います。

これらの理解の上で、臨床に応用していくと、気持ちがいいという快適感覚の意識行動を、ただ単に動きという動的な面から見るだけではなく、呼吸・精神活動という面からも、同時進行という過程をとおして獲得していくことが大切ではないかと思います。

私はあなたにイエス・マン

私は、私の感覚にあまり頼らない。
あくまで、主体である「あなた」。

あなたの感覚を頼りにする私は、
あくまで、あなたの対象でなければならない。
あなたの感覚とは、あなたの原始感覚である。
あなたの原始感覚に従うことである。
気持ちがよいというあなたの感覚に、
私はイエス・マンであらねばならないという対象である。
私は、あなたの感覚を知るわけではない。
その気持ちがよいという原始感覚は、
あなた自身にしかわからないこと。
だから、あなたしか、
あなた自身の感覚をキャッチできる対象ではないのだから、
あなたが感覚し、
あなたが味わうのだ。
私にその責任があるものではなく、
あなたに、その責任がある。
あなたをとおして、あなたに問いかけることなのだ。

「快」という感覚を、気持ちよいという感覚を、
あなたをとおして、あなたが味わうこと。
それが操体なのだ。
誤解してもらっては困る。
私が、あなたを治しているんじゃないことを、
あなたが、あなたをとおして、
あなたの、気持ちがよいという感覚に従うからこそ、
治っているんだよ。

何かを超越するエネルギー

「気持ちがよい」という感覚を味わったとき、
私は、何かを超越するようなエネルギーを感じる。
何を超越してしまっているのだろうか。
今までと何か違った感覚のなかで味わうエネルギー。

私は想う――、
気持ちがよいという感覚には、
時間を超越したエネルギーを感じる。
快適感覚以外に何もない自分を、そこに見たとき、
時間はすっかり消えて止まっている。
そして私は想う――、
気持ちがよいという感覚には、
動きを超越したエネルギーを感じる。
気持ちがよいという感覚以外に何もない自分を、
そこに見たとき、
動きはとっくに消えて、私の心にもからだにもない。
だから、気持ちのよさにひたりなさい。

第四章

操体の効果を高める秘訣

患者を診る

患者を診るとは、自分の心を見ること

患者を診《み》させていただいていると、自分に見えない自分が見えてきます。気持ちがいいという快適な感覚を、相手の動きやからだにとおしていくと、自分には見えない自分が見えてくるのです――。

人は、自分を見たくはないという心をもっています。それが、どんなことでも、ものでろうと、無意識に締め出してしまうのです。その一方で、私という自分の心を、自分という意識でつい見ようとするから、ますます覆い閉ざしてしまいます。

人は、いろいろなしがらみをもって生きていますが、いつか生かされて生きているという自分の存在に気づいたとき、そのしがらみは消えて、すべてが人間としての自己形成の姿であったと思えるようになるようです。

今この瞬間、生まれ立ち替わろうとする自己意識に目ざめ、気づきたいものです。今、この私は、今の自分ではない私だと気づきたいのです。常に「気づき、目ざめ」の人生に終始したい。

今の私には、今このときが、生まれかわりの現身《うつせみ》でありたいと思います。
生まれかわりの旅立ちの姿があるという可能性を信じ、今ここに生きたいのです。

調和のための唯一の接点

あなたが望むことと、からだが望むこと

あなたにとっても、私にとっても、「不快」という感覚は、けっして好ましくはないのです。けれども、あなたはその「不快」を、私（からだ）からの有難い贈り物として受け止めてほしいのです。

私だって、けっして「不快」を望んでいないという「気づき」を、私はあなたにも知ってほしい。「不快」という感覚にあなたが従う意味などないことに、気づいてほしいのです。

あなたが「不快」に従えば、私は困る。あなたをいちばん許し愛している私にとって、それはいちばん困ることだし、あなただって困ることなのです。でもあなたは、いつも私にそむいています。私があなたを愛し許していることをあなたはよく知っているのに、いつも「不快」という感覚にまどわされ、誘惑されるのです。「不快」という魔性に眩惑《げんわく》され、私を傷つけるのです。

私は、あなたに「気づきのサイン」を送りつづけているのに、あなたには私の心がわからないのでしょうか。

あなたは「不快」という感覚を、いつも喜んで食べて、私を苦しめる。知恵という眩惑に、いつもあなたは毒されているのです。

私であるからだは、けっして欲していないのに……。私が望んでいる「気持ちがいい」という感覚に、いつか、あなたが気づいて調和してほしい。「気持がいい」という私の感覚に調和して、溶け込んでほしいのです。

それが、私があなたに望む唯一の接点です。私とあなたとは、いつも一つでありたいのです……。

からだを守る

歪《ひず》みは有難く存在するもの

開業させていただいて十五年間、数多くの患者さんを診させていただきました。一人一人の患者さんの歪《ひず》みをチェックしていくと、からだは、これだけの歪みを出して、有難くからだを守ってくれているのだという実感をとおして診ている自分に気がつくのです。

私たちにとって、痛みや苦痛は好ましいものではないけれど、歪みの存在は、私たちにとって有難い気づきをもたらしてくれるのです。

「必要があって存在する」ということは事実であって、理屈ではありません。この歪みは、健康状態にあっても多少は存在して、動きのバランス、構造（つくり）のバランスをとって、からだのなかの働きを保ってくれています。疾患が存在していればなおのこと、その疾患からからだを守ろうと、必要あって有難く存在しているものなのです。

私たちは、この歪みの存在に気づかずに無視しつづけていますが、この歪みは、からだの快・不快に関与して、快適感覚の減少に正比例して存在しやすく、不快現象（ストレス）の増大によって、なおその歪体度《わいたい》（歪みの度合）を強めていきます。そして逆に、快適感覚の味わい、親しみの意識行動意欲に反比例して、減少することを理解すべきです。

私たちは、有難く存在しているものに対して、心を向けて、その存在に感謝の心といたわりをもたなければならないと思います。

内動しているからだの動き

操者と患者が織りなす一体感

毎日の診療のなかで、患者のからだの動きを観察していると、動き方や、その気持ちよさのとらえ方、味わい方にも、さまざまなからだの表現や心の表現があるんだなあと思います。これは、からだや心の歪《ひず》みによって多様性が生まれてくるのでしょうか？

私は言葉の誘導に細心の注意を払い、ポジションのとり方や、補助抵抗の与え方、操法の間合《ま》いのはかり方などを考え、その患者が気持ちよく動ける操法を心がけています。操法は一人一人違いますので、操法を試みていく過程で、患者をよく理解しなければなりません。つねに患者の感覚を問い、それをきき取り、素直にその感覚に従える心の柔軟性が大切ではないかと思うのです。ですから、

「私は診療する立場で、あなたは患者の立場。患者のあなたは操者である私に従わなければならない」

といった態度で向かい合っているのではなく、

「操者である私は、患者であるあなたの、気持ちがいいという感覚をきき出して、その感覚に心を、からだを向けさせているだけであり、あなたも、その感覚を素直にきき入れて従う」という立場において、あなたと私は一体であるという姿勢で向かい合っているのです。

ヘビか軟体動物のような動き方

さて、操法をとおして、からだの動きを観察してみると、その動きには二通りあるようです。その一つは「外動する動き」（からだの外の動き）であり、もう一つは、「内動している動き」（からだのなかの動き）です。

外動する動きは、視覚でとらえることができますが、内動している動きは、視覚よりも触覚のほうがとらえやすく、触れて確認できるからだのなかの動きとして理解できます。

外動する動きは、体操のように、動きを動きとして操《あやつ》る意識行動意欲によって、よりダイナミックに表現されますが、その割には、からだのなかの動きや変化に乏しいという特徴があり、内動している動きは、からだの外の動きは微動でありながら、からだのなかの動きや変化が大きく、気持ちがよいという快適な感覚で動きを操る意識行動意欲によって、より表現されるという特徴があるようです。

からだの動かし方や、気持ちよさの感覚を会得した人の動きは、内動している動きのほうがはるかに外動する動きを上回っており、動きで動きを操るような表現の仕方ではなく、気持ちがよいという感覚で操る動かし方を見せてくれるのです。

私は、橋本先生のからだを診させていただくたびに、感銘することがあります。それは先生のからだの操り方は、私たちとはまったく異質な操り方だということです。

動くといった単純な言葉では表現できないのです。あたかも、その動きは軟体動物が動いているような、あるいはヘビがゆっくりと蛇行するような表現であり、しかも、からだのなかを蛇行させて快の方向へ、より気持ちいいほうへと導き操っておられるのです。

見ていると、ただただ気持ちがよいという質的感覚を操り、味わっているかのように思えてくるのです。そして、からだの動きは、どこがどのように表現されているのか、視覚ではとらえにくいほどの微動さなのですが、私の手に触れる先生のからだのなかの動きは、皮膚をふくめた筋肉系が大きく変化して、骨格の動きまで手にとるようにわかるのです。

気持ちがよいという質的感覚でからだを操ると、こうなるんだよ、というお手本を、先生の操法からしっかりと学ばせていただけた思いがいたします。

操法と感覚

感覚からとらえてみると

「操」と書いて、あやつると読みます。

私は、操法には、二つのあやつり方があるように思うのです。一つは「快の動き」を操る意味と、もう一つは、「気持ちがよいという感覚」を操る意味です。

気持ちがよいという感覚によってよくなるという操体の考え方からすると、操法とは、「快の動きを操作して、気持ちがよいという感覚を操る」と理解するのが正しいようです。感覚からとらえてみると、快の動きとは、気持ちがよいという感覚を操るための、トリックであったと思いたいのです。とすると、動きによって感覚が変わるのか、感覚によって動きが変わるのか、どちらが重要やウエイトをしめているのでしょうか。

「原始感覚」——つまり「快・不快という感覚」からとらえてみれば、どうも感覚によって動きが変わると見たほうがいいのかもしれません。

また、「感覚によって、動きが支配されている」と考えてみるのも、考えすぎではないようです。さらに、ボディーの連動性ということから考えてみると、ひょっとして、感覚も連動性なのではないかとさえ思えます。

言ってみれば、快の動きを媒体《ばいたい》として、気持ちがよいという感覚を共有して、初めて生かされてくる世界が操体なのでしょうか。

歪《ひず》み

診《み》える歪み、見えない歪み

私はその患者さん特有の「歪《ひず》み」を、いつも的確に、コツコツと捜し出しています。この作業を私は「からだのアラ捜し」と、勝手に、そう呼んでいます。聞こえの悪い表現ですが、これは操法の診断上たいへん重要なことなのです。

今の私には、患者さんのからだの歪みがよく見えます。それに、その歪みの性質についてや、その歪みをどうすることが最善なのか、相手のからだに触れなくても、なんとなく見えてくる。

最近、私はつくづく、からだの歪みは、見ようとして見えるものではないと思えるようになりました。たとえば、相手のからだを視診して、明らかに存在している歪みが私の視覚をとおして見えるのに、第三者にはまったくわからないことがあり、触診にしても、私の触覚をとおして触れることができるしこりが、第三者にはわからないことがあります。同じように視《み》て、触れているのに、「なぜ?」という疑問が残ります。見て見えるものでもなく、見ようとして見えるものではないということなのでしょう。私と第三者の視診・触診の仕方に、もし違いがあるとすれば、私は、ただ単に目で見ている、手で触れているだけではないということだと思うのです。私と第三者の違いは、「視てとおす」という診《み》方、「触れてとおす」という触れ方をしているかどうかでしょう。何にとおすのか、それは視て相手のからだにとおすという視診、触れて相手のからだにとおすという触診です。

患者さんから教わる

からだにとおすという見方・触れ方をしないと、本当に把握できない、見逃してしまう歪み(しこり)が存在します。操体においては、視診も触診もたいへん重要な診断であり、動診だけで診断しているわけではないのです。からだにとおしていく視診・触診をおこなった上で、動診としての診断を重ねて、その感覚を患者さんにきいて、きき分けている。さらにつけ加えれば、患者さんのからだをとおして感じ取れる相手の「気覚《きかく》」も汲み取って診断しているわけです。

こうした診断ができてこそ、人が見えないところに心が動き、目が止まり、手が動く——つまり、操者に創造的感覚があるのか、ないのか、その創造的な感覚をもって診《み》る・診《み》れるのがプロであろうと思うのです。

ところが一方、自分にとって都合の悪い歪みは、見えているようで見えず、見ているようで見逃しているということがあります。この人間の社会にも、ご都合主義ということがあり、自分の都合のいいようにしか見ない、見れないのが人情の常ですが、操法においても、操者にとって都合のよい歪みだけしか見えず、都合の悪い歪みは見逃したり、極端に言えばまったく無視してしまったり……と、操者の見る心一つで、見える歪み、見えない歪みをつくり出してしまうようです。

それは操者の見（診）る心が相手に向いているのではなく、自分に向きすぎてしまっているからです。相手の心やからだにとおして映るものの存在を、素直に自分に反射させていないからだと思うのです。素直に自分の心に反射させて見るとき、見えなくてはならないものが素直に見えてくる。だからこそ、素直な心を相手に反射させて、見させていただけるものは素直に受け入れることが必要です。患者さんを、けっしてさげすんではいけません。今病んでいるということに対し、操者以上に患者さんは先生なのだから、患者さんから素直に素直に学べばいいのです。

操法の流れと間《ま》

流れるように自然な動きの妙

操法を試みるにあたって、操法の全体的な流れと間《ま》のはかり方が大切になってきます。一つ一つの動きにも流れがあり、一関節の動きが、協調的に連動して、それが、からだ全体の流れへと変わっていきます。

よどみなく流れる操法には、自然な動きの流れを感じ、それが、あたかも芸術的に見えてきます。

からだの動きが優雅な舞いのようにも見え、見るものにすがすがしい気持ちよさを印象づけてくれます。私もあのように動き踊ってみたい、という気にさせられてしまうのです。

舞いを踊るような、操者と患者の間合い、その空間に、目に見えない「気」がかよっています。しっかりと気がとおって流れている、そんな操法を患者とともに体感し合えたら、どんなに幸せなことだろうかと思います。

操法の流れを考えてみるとき、私は患者との間《ま》をはかっていることに気づきます。間をはかることによって、患者の呼吸を知ることができます。

操法に大切なことは、からだの動きの流れを知り、その「間と空間をはかる」ことです。

間と空間には、常に操者の気がかよい、流れるように患者に接しています。

言葉の誘導にも、患者の心に気がかよい流れるように、また、操者の補助抵抗にも、患者の動きに気がかよってとおっているように、心を配っています。

私は操法上、たいへん間《ま》を大切にしています。「動きのマ」「たわめのマ」「脱力のマ」「脱力後、次の操法にうつるまでのマ」です。

とくに、「気持ちがいいという感覚に、からだを委ね操っている、その動きのマと感覚のマ」は、非常に大切だと思います。

間《ま》とは、「時間・空間のあいだ、へだたり」という意味ですが、時間にしても空間にしても、間《ま》のへだたりとか、間《あいだ》を示していて、その「時空の間《ま》」に物事が具現化するという、生かし、生きてくる場があるのです。

操法では、間《ま》をはかるということが、気持ちよさをはかり、気持ちがよいという快適感覚に従うという大前提に貫かれていることに、これからはもっと注目していかなければならないと思います。

未病《みびょう》医学とは

快適感覚に従うことが肝腎

我がおんころや先生は、「治療など下の下だ。治療なんてものはないんだ」と言い放ちます。そして、「気持ちがいいってことが一番。気持ちがいいという快適感覚に従うってことが大切なんだ」と言われる。

その先生の言葉を何年か前に聞いて以来、私はふと思い浮かべては考えていましたが、やっとこのごろ、その意味がはっきり解けたという想いがしたのです。

師の操体の出発は、治療医学としての裏付けから始まったであろうこの操体を、いつからかまったく治療医学としてはとらえていないことに気づいたのです。

操体を治療医学として見ていないからこそ、「治療など下の下だ、治療などないんだ」と言い放つのであろう。では、この操体をどうとらえているのか？　治療医学としてとらえているのではないとしたら、師は「未病《みびょう》医学」としての立場から的確にはっきりととらえておられることに気づくのです。

だからこそ、「気持ちがいいことが一番、気持ちがいい快適感覚に従うことが大切なんだ」と言われるのです。なぜなら、未病医学には治療なんてないのです。治療がないかわりに、未病医学にあることは、すなわち「気持ちがいいという快適感覚に従うこと、気持ちいいことが一番」なのです。それしかないのです。先生が説くその言葉こそ、未病医学の原点だということを、私は理解させていただいたような気がしてなりません。

操体に秘められたもの

自分にとっての操体とは

今日も無事に診療を終わらせていただいたと思うとき、誰に言うわけでもなく、自然に「ご苦労さま」と口に出る。そして大きな溜息――。この溜息も、どうやらおんころや先生ゆずりである。仕事が終わった後の、なんと行儀の悪い格好か。机に両足を投げ出し、無作法にデーンと深々と腰を遊ばせている……。

ふと私は、老先生が心に描いておられる操体とは、いったいどんなものだろうかと考えてみたのです。そして、私にとっての操体とは、いったいなんなのだろうかと、とても気になりだしてきたのです。この操体を私はこれから、どう学び、どう生かそうとしているのかと自分に問いかけているうちに、これは大変だ、うかうかしておれないという心境にかられてしまったのです。

私は今週の月曜日に、温古堂から戻ってきたばかりです。仙台から戻ってくると、私の頭は操体のことで頭がいっぱいの状態になり、しばらくの間は、自分でない自分に対面していなければなりません。毎月仙台から戻ってくると、いつもこんな調子なのです。

ところで、私にとっての操体とは、ただ歪《ひず》みが改善され痛みが消えたとか、疾患が改善されてよくなったというような、身体的・肉体的現象の改善・治癒のみを問うているのではなく、問題は、心の感覚器官を成長させて、自己の精神的変革にまで導き開かれてくる操体なのか、ということなのです。

操体が、この自己変革をうながす可能性を秘めていてほしいのです。この自己変革とは、自分の心が本当に自分に向いているのかという問いかけでもあり、私自身の操体は、肉体的現象の変化・改善にとどまらず、自己の精神的変革まで高められるところに底知れぬ深き味わいがあると思っているのです。

気持ちがよいという快適な感覚を体感するとき、その体感した事実をとおして、物事の本質を知り、その快適な感覚を、私に与えてくれたものがなんなのかを理解しなければならないと思うのです。

きめつけのない人生観を求めて

R・シュタイナーは、「感覚とは、たとえば、たたけば痛いと感じるものだと思うだろうが、しかし、その認識がなぜできるのか、本当は、誰にもわかっていない。その認識は、感情（心）と、からだが一緒になったときに感覚できる」と述べています。

この心の問題ですが、老先生が半世紀以上の操体臨床の場を体験されて放言されることは、

「間にあっていればいいんだ、間にあっているようにできている」

「からだの設計にミスはなく、有難く、ちゃんと治るようにできている」

「病気なんてないんだ。病気とは、からだのサインだ」

「この世は極楽にできている。ウーンと味わってたのしめばいい」

「気持ちがいいってことが一番だ。気持ちがいいという極楽のまん中にいればよい」

「この世は極楽だ。今ここにある、動きのなかにある」

というような珠玉の言葉の数々です。ここには老先生の想念の世界観が浮き彫りにされ、すべてを肯定された宇宙観が説かれているようです。

老師は、もう何年も前から、操体という言葉も口にされず、ああすればよくなる、こうすれば治る、というような臨床的なことも、いっさい口にされなくなりました。

もう自己意識を超越されて、想念の世界観から、物ごとの本性・本質を見きわめておられる。まったくきめつけのない人生観、すべてを肯定し、許し、愛する生命観、これが操体という源泉から湧き出る泉だとすれば、私たちもいつか、このような道を歩ませていただけるという一つの啓示がなされているのだと思いたいものです。

許す心

〝気むずかしいからだ〟の持ち主

患者のAさんは、長い間、突発的に襲ってくる心臓発作に悩まされている中年のご婦人です。機会あるごとに大学病院で精密検査を受けているのですが、これといった診断がつかぬまま現在にいたっているのです。私の診療室に通いはじめて早や一年、春が過ぎ夏が来て秋の季節を迎えても、Aさんの発作は一進一退の状態がつづき、いつ襲ってくるともわからない発作に青ざめているのです。

操体を受け始めてからは、まったく変化が見られないというわけではなく、日に日に好転しつつあるのです。しかし彼女の心から「発作」という二文字の恐怖が消えるまでには、まだまだ時間が必要なのです。この一年間、週一度の予約も、その日の体調にきかなければ通院できない状態で、とてもとても〝気むずかしいからだ〟になっていたのです。

私は彼女の診療をつづけているうちに、ただ肉体面の改善だけではおさまりのつかない難しさを感じるようになりました。ただ操体の診療をとおしていただけでは、解決のつかないものを感じたのです。私は、この私自身の不明瞭な診断に悩みました。肉体的なダメージ以上に、もっとほかに何かが原因している……。その原因がなんであるか、私は知りたいし、彼女自身にも気づいてほしい。それが彼女にとっても、私にとっても、何かいちばん大切なことのように思えたのです。

そのことが、いつも私の心に尾をひいて離れないのです。肉体的なダメージが主な原因でないとすれば、彼女の心に「発作」を誘発させるような原因が隠されているように思えてならなかったのです。

ついにやってきた〝その日〟

彼女の四十数年間の人生に何があったのか、いつか聞き出さねばならない……。そう思いながらも、何をどう聞き出せばいいのか、私にはその言葉のきっかけすら捜し出せないのです。その糸口さえ私にはつかめない。しかし彼女は「発作」の原因を知っている。知ってはいるが、彼女自身そのことにまったく気づいていない。こんなとき、もしかしたら、第三者の言葉の介入によって初めてハッと我にかえって、深く悔い改める心になれるのではないか、と私は思ったのです。しかし、そう思っても、私にはその言葉すら見つからないのです。

ある日、しばらく顔を見せなかったAさんから、突然電話がかかってきました。気持ちにまったく余裕がない声で、

「先生。主人の仕事で西ドイツに行くことになったんです。私、このからだでは海外で生活できる状態ではないし、その自信もないのです。とっても不安で不安で……。先生、あと三ヵ月しかないいんです。なんとかしてください！」

悲痛な訴えでした。私は彼女に返す言葉がありませんでした。どうしたらいいものか？　そのとき、私は「言うべきことを言わなければならない時がきた」と思ったのです。

二日後、私は彼女のために二時間の診療時間を空けておきました。カウンセリングのためと診療のためにです。予定の時間になって、彼女と思われる聞きなれたハイヒールの音がコツコツと聞こえ、玄関の前でピタリとやみました。

私はまだ彼女に何を言いだそうとしているのか、はっきりと理解していません。玄関先で、彼女の声が聞こえ、「先生、やっとたどりつきました」と言いながら待合室に入ってきたAさん、私は彼女の姿を見とどけるなり、自分でもまったく予期せぬ言葉を向けていたのです。

「Aさん、あなたの心臓発作は、あなたの心のなかに、その原因があるようです。Aさん、正直に教えてください。あなたは心のなかで、誰かを許していないのではないですか。私は、まさか、そんなことはありえないことだと打ち消したいのですが、Aさん、ズバリ聞きますが、肉親に対して、どうしても許せない心をもっていないでしょうか。父親に対してどうでしょう。母親に対してはどうでしょう。思い当たることがあるでしょう。どうなんですか?」

と聞きただしていたのでした。Aさんの表情は驚きとともに、見る見るこわばり、ギョッとした表情で私の視線を凝視したまま動きませんでした。

相手を許せぬ自分が許せない

しばらくの沈黙が流れ、やがて彼女は静かに、

「先生、なぜ私の心が見えるんです。なぜ、そうだとわかったのですか?」

と尋ねるのです。私はそれに答えず、彼女の次の言葉を待っていました。彼女は、

「先生、じつは、先生がおっしゃるとおり私の心のなかで、どうしても許せなくなってしまった肉親がいるのです。私は自分の母親が許せないのです。どうしても許せない!!」

と、言ったまま彼女は絶句してしまったのでした。

私は自分が口にした言葉と、彼女の告白に、おさえようのない衝撃と興奮、さらに激しいとま

どいを覚えたのです。なによりも私は、彼女の発作の原因が、母を許せない心にあったのだ、これなんだ、これしか考えられないと、心のなかで叫んでいたのでした。

そして私の心では、「どうしても母が許せない。許すことができない!!」と叫んだ彼女の言葉が、幾度も幾度も反響してやみません。自分を産んで育ててくれた母親、その母が許せないとは、私にとっても大きな衝撃でした。なぜ、こんないたわしい不幸な環境が彼女の心に育ってしまったのでしょうか。

「Aさん、私は何が原因で、そんなことが起こってしまったのか聞きませんけど、私にはあなたの発作の原因がはっきりとわかったような気がします。あなたの発作の原因は、母を許せない心にあるのです。どうでしょう、あなたのためにも、お母さんを許してあげなさい。母を許し、自分を許せる心をもって、自由になりなさい。そうすれば、きっと発作から解放されるでしょう。まちがいなく治る。Aさん、母親に対して許せない心をもちつづけていることは、もう一人、許していない相手をあなたはもちつづけていることになるのです。その意味が理解できますか?もう一人許すことのできない相手とは、自分自身の心なんです。あなたは、自分を愛せない心と、母親を愛せない心を、この何十年間、二重三重に、かたくなに育てて生きてきたのです。それがあなたの人生にとって、いかに心の重荷になっていたか、よく考えれば理解できるはずです。Aさん、私が言いたいこと、心配していること、それは母を許せない、母に対する憎しみ以上に、自分を許していない心を自分に向けていることなのです。母も許せないが、実は自分も許していない。自分を許していないってことは、自分を愛していない、愛せないということなのです。許せない、愛せないという対象を母親にも向けているが、母親だけではなく、自分にも向けていることに気づいてほしいのです。自分を許せない、愛せないということが、どれほど自分にとって苦しく悲しいことか、Aさんだったら、よくわかるでしょう……」

我と我が身を愛してこそ……

「――Aさん。あなたは誰をいちばん愛していますか？」と私は聞きました。一瞬彼女は考えて、「娘です」と答えてくれました。私はキッパリと、

「それは嘘でしょう」

と言ってしまったのです。

「先生、なぜ嘘だってきめつけた言い方をされるんですか？」

「ではAさん、あなたは誰をいちばん許しているのでしょうね。どうでしょう、よきにつけ悪しきにつけ、あなたは、自分自身をいちばん許しているのではないですか？　違ってますか？　許すとは、どんな意味をもっているのでしょうね。自分がいちばん愛すべき存在であるってことでしょう。これはエゴでもなんでもないことなんですよ。自分を愛せず、許すことができない人

間が、どうして娘をいちばん愛しているなんて言えるんですか？　自分を愛せなくして、いったい誰をいちばん愛していると言えるのでしょうね。自分を愛し許せるとき、初めて相手を思いやり、愛し、許せるのではないですか？　Ａさん、今あなたは誰よりも娘を愛していると言いましたが、その愛すべきお嬢さんに対して、母親として、つぐなわなくてはならないことがありますよ。それがなんであるのか、わかりますか。あなたが自分の母親に向けている〝許せない心〟ですよ。今お嬢ちゃんは小学校の二年生でしたね。幼いながら、母親の生き方を、あなたが母に向けている許せない心を、ちゃんと心に焼きつけ、見て育っていることに、あなたは何も気づいていないのですか。母親であるあなたが自分の母を許し、認め、愛さないかぎり、今度はお嬢ちゃんが大人になったとき、今あなたが母親を見る心で、今度はあなたを見るようになるのですよ。こんなことをお嬢ちゃんにも繰り返させていいんですか？　自分の苦しみを、いちばん愛すべき娘に繰り返させていいんですか？　こんな、いたましいことはないですよ。Ａさん、母を許してあげなさい。自分の心を許して、自由に解放してあげなさい。許すってことは、そんなに難しいことではないんです。まず、愛すべき自分を許しなさい。自分が愛すべきいちばんの存在だとわかれば、自分を許せる。自分を許せれば、母も許し、愛したくなるでしょう。許せないという心の裏には、ほんとうは許して愛したい、母親の心に飛びこんで、母と子のぬくもりを感じとりたいという心の格闘があったはずなのです。Ａさん、海外に行くまでの三ヵ月、その間、じっくり私の言ったことを心にとめておいてください。そして母親とのわだかまりを、一つ一つ断ち切ってください。心を自由にもって、もっと、もっと自分を愛してください。許せる心になってくださ
い……」

心が解き放たれて、からだも治る

私は心から願いをこめて、そう言わせてもらったのです。Aさんはハンカチで目をおおい、泣いていました。とめどもなく涙があふれています。そして彼女は、「先生の言葉で目がさめました」と言ってくれたのです。

海外へたつまでのあいだ、私は彼女の話を心にとめて、いろいろアドバイスを送りました。その間、操体の効果も急激にからだにとおるようになり、海外で生活する不安も消え、母親に対する許せない心もやわらいできたようです。

出発の前日、Aさんの訪問を受けたのですが、私はあいにく外出中で、会うことができませんでしたが、数ヵ月たって、Aさんから手紙をいただき、当地では発作もまったく起こらず、体重も六キロふえたこと、今、神学・哲学の講義を受け、勉強中とのことを知りました。

私は今になっても、一つ不思議なことがあります。なぜ私はAさんの前で、あんな思いもよらぬ強い言葉を口にしたのだろうか？　今でも私にはわからないのです。ただ一つ理解できること

は、それはけっして私が言った言葉ではなかったということです。

からだが私に教えてくれること

気持ちがいい動きとは、からだが、
あなたに要求している動きです。

気持ちが悪い動きとは、からだが、
あなたに要求してはいない動きです。

からだが要求していないことに、
従う必要はないのです。

からだは、あなたにやってもらいたくて、
気持ちよさをだしてくれているのだから、

有難く、その要求に従えばいい。

からだは必要あって、
異なった二つのサインをあなたに送りつづけている。
その一つは、やってもらいたくて、
気持ちがいいという快適なサインをあなたに送りかけ、
やってもらいたくなくて、
気持ちが悪い、不快というサインを送りかけている。

快も不快も、からだにとって、
必要あって有難く存在していることに感謝すべきだ。

からだの要求を知るために……、
気持ちがいいというサインも、
気持ちが悪いというサインも、
からだが必要あって、

送りかけているサインであると知ってほしい。

からだは、あなたに、
やってほしいという要求と、
やってほしくはないという要求があるから、
快、不快という感覚を、
あなたに与えてくれている。

気持ちがいいという感覚に従うか、
気持ちが悪いという感覚に従うか、
それは、あなたの自由であるが、
気持ちが悪いという不快な感覚に従っては、
けっしてからだは歓びを表現しないだろう。
なぜなら、誰も、それを望んではいないからだ。
望んでいないことに、なぜ、あなたは従おうとする。

あなたも、あなたの本音に従ったらいい。
けっして、苦痛に従いたくない自分を知っているから……。

第五章

よりよい操体を求めて

操法をとおしての治り方

まず大切な〝気づき〟への誘導

日々の臨床のなかで患者の治癒経過を観察していると、

(1) 即効的、劇的に改善・治癒されるからだ。

(2) 多少日数がかかり、もつれた糸が一つ一つほぐれ、やわらぐように、きれいに改善されて治癒していくからだ。

(3) ある一定の加療期間、安定した改善がなされずに、いい状態と悪い状態を波のうねりのように繰り返し、ある時期を境にして急激に改善・治癒されるからだ。

(4) ある一定の加療期間、まったく変化を見せず、さざ波に似た状態を繰り返し、ある時期を境に、すみやかに改善・治癒していくからだ。

を見ることができます。

(1)の場合、私は数学の方程式を解いているような印象をもちます。その患者特有の歪体《わいたい》するからだ、その肝腎要《かなめ》のポイントさえ把握できれば、「即座に改善されて治る」という答えが用意され、私にもその答えが、診断をとおして、よく見えてくるのです。後は「その答えを相手のからだにきいて、とおしていく」という過程をたどるだけで、一瞬の分刻みの間に改善され、よくなってしまうのです。歪体すべくして歪《いび》つになったからだが、方程式を解くかのように治るという「正体《せいたい》への可逆的変化」となって、狂いなくその現象を見せ、映し出してくれるのです。

このように即効的な改善のなされ方が、本当に好ましい治り方なのかどうかを考えると、この場合は、苦痛から早く解放され楽になりたいという本人の要求を十分に満たしてしまったことになりますが、その反面、自分のからだに対する気づきと反省をミスミス失ってしまった、と私は残念に思うことがあります。本人の反省と気づきのきっかけを与えられないままでの改善・治癒は、その場しのぎの極楽にすぎないと思うのです。その患者は、また同じ生活習慣の繰り返しのなかで、からだにとっていいことなのか、悪いことなのかの気づきももたずに、からだが望んでいないこと、からだが要求していないことを、なんの疑いもなく繰り返します。

治療とは、けっして治しっぱなしであってはいけないと思います。患者にとって、気づきと反省の場であり、気づきの改善の場にしてあげなければならないと思うからです。なぜ、からだがよくなったり、悪くなったりするのか、どうからだとかかわり合い、どのように自己管理したらよいのかを、学び実践できるようなからだにしてもらわなくてはならないのです。

からだが要求していることを素直に聞き入れられる心をもつこと、それが、からだに対するいたわりであり、そうした心の学習と実践の場をもつことが大切だと思うのです。

気づきから生まれる〝いたわり〟の心

ところで、患者は「なぜこんなになってしまったのでしょうね」と聞きます。私は即座に、「生きること、生活していることすべてに〝気持ちよさ〟が足りていないのではないですか」と答えます。患者は少しいぶかしげに聞き返し、「その、気持ちよさが足りていないって、どういうことですか?」と言うのです。

「あなたにとって頑張るってことは、あなたの生命・生活力でもあるわけですから、それがいけないことだとは言いませんが、間にあっているという限度、バランスを考えないと、からだを壊してしまうのです。あなたはきっと、その限度を越えて頑張り過ぎて、不快なことばかりやっていたのではありませんか? 不快とは、からだにも心にもストレスがたまるような、負担やつらさ、苦痛、気持ちが悪いというようなことです」

すると患者は、「そう言われてみると、ついつい頑張ることが多くて、結局からだにムチ打つようなことばかりやっていたように思います。からだにも心にも、少しも気持ちのいいことがなかった。このからだのことだって、今まで痛めつけられることばかりやらされて、それでも我慢しつづけていれば少しはよくなるだろうと思って、自分でもずいぶん痛めつけてきたと思います。

それに家族の病気の看護や対人関係のゴタゴタで、心も痛むことが多かったし、少しも気持ちよく過ごせなかった」と語ってくれるのでした。私は、

「からだや心だって、けっして不快なこと、気持ちが悪いことを望んでいるわけではなく、第一つらいことを我慢してやること自体が苦痛なんだから、そうそうつづけられるものではないのです。そのうち、からだだって我慢しきれなくなって、もたなくなってくるし、ますますつらくなってくる。自分のからだが自分のからだじゃなくなって、本当に自由がきかなくなってしまう。心だって気持ちが悪いことが重なりすぎてしまうと、物事に積極性がなくなって根気がつづかなくなるでしょう。物事を暗く消極的にとらえることになってしまうし、心もからだも悪循環の繰り返しになってしまうのです」

と、こうした気づきの反省・改善を、私は積極的に患者にうながしているのです。

これは、診《み》ることと同様に、もっとも大切なアフターケアだと思うのです。こうした試みのなかで、患者は自分のからだや心に素直に相対して、自分のなかの閉ざされた心とからだを直視してみようとするのです。素直に心の要求やからだの要求に耳を傾け、その要求がなんなのかを聞き入れようとします。そして、心もからだもけっして「不快を求めていない」ことに気がつき、改めて感動するのです。この気づきに目ざめたとき、すべてを認め、すべてを許してしまいたいという、心とからだの解放へと自分を解きほぐしていくのです。

このように痛めつけ、壊してしまったこのからだも、実は、愛すべき自分の行為であり責任であったという反省こそ、もっとも大切な気づきなのです。もっとも愛すべき自分を、実はこれほど苦しめ痛めつけていたという戒め、そして、その気づきに対する新たないたわりを学ぶという対面が患者には必要なのです。

⑵のケースは、私はいちばん好ましい治り方だと思います。多少の時間と日数がかかっても、「自分のからだの整い変化の有様が、本人の自覚意識のなかで的確に把握されながら、全体まるごときれいに改善されていく」のです。

自己意識のなかで、からだが整い変化していく有様を手にとるように把握できるとは、なんとすばらしいことなのでしょう。患者は治り変化の有様を繰り返し体感しながら、気づき、気づかされの認識のなかで、からだと心の交わりの接点をもちます。そして、自分のなかのからだと心に素直になれるという「外の自分をみつめること」ができ、外から見た自分のからだと心、内から見える心とからだの気づきに、自分を発見しようとしている自分に気づくのです。

気持ちがよいという快適感覚の味わいを体感することで心が歓び、からだが歓んでいることを知り、生まれ立ち替わりの心とからだをもった自分に気づくのです。そして、自分の心とからだが人格をもったという状態を味わうのです。

これに該当する患者は、「私は疾患をもっている（からだが悪い）」「私は病気なのです」といった顔をしていないのです。一瞬、どこが悪いのだろうかと疑ってみたくなるような、豊かな心の表情をもっているのです。苦痛は苦痛なのだろうが、心の苦痛として受けとめていないように見えるのです。私たち健康人より、よほど表情が豊かで明るい。「自分の心とからだと、じょうずになかよくおつきあいしている人たちだなぁ」と感心してしまうのです。このような患者さんを見ていると、謙虚な気持ちにさせられてしまうのです。

それでは、(3)と(4)の場合は、なんと表現したらよいのでしょうか。たとえば、きっとこういう状態だろうと思うのです。からだが借金がらみで二進《にっち》も三進《さっち》もいかなくて、借金の利子を返済するのが精一杯といった状態におかれているのではないでしょうか。

ですから、ある一定の加療期間、本人にとっては、よくなっているのかどうかさっぱりわからない、といった状態を繰り返すのです。私はその有様が、からだが整い変化の条件を一つ一つ満たさないかぎり、けっして変化をみない、改善の余地のないからだになってしまっているように思えてくるのです。

こうした場合、今この患者に対して、どう対処したらいいものかと悩んでしまうのです。真っ暗な天井裏から一筋の糸をひくような光に、その可能性を求める想いで診療を繰り返していきますが、私には「気持ちのよさがわかれば治る」という確信と、「必ずや変わり、変化の要求に答えるべく、からだは生まれ立ち替わりの条件を刻々と満たしてくれている」という希望に支えられているのです。けっしてあきらめないし、逃げない。私の心もからだも、患者の心とからだの内を直視しつづける。直視しつつ、患者のからだに、「後はお前さんにお任せしたよ」とあずける気持ちになっているのです。

患者の気持ちも、相手にお任せするという立場から、自分の内の心とからだに任せるという自覚に立ったときに、からだは、生まれ立ち替わりの条件を一つ一つ満たしてくれて、その期を境に急速に改善され、治癒してくれるのです。こうした患者との対面は、お互いに辛抱と根気のいることなのですが、私にとって有難いことは、新たなる操法との出会いの場を、繰り返し繰り返しもたせていただけることです。「患者さんこそ私のよき先生」なのです。患者さんは私にいろいろな操法の発見、気づきの知恵を与えてくれます。患者さんから学ばずして、誰が教えてくれるでしょうか！

学びとるとは、患者をよき学びのお手本として、技法を学び、より高め、それを栄養源として、新たに来てくださる患者さんにまたお返しすることではないかと思います。そして学ばせていただいた蓄えは、次の世代の人たちに伝えることが大切だと思います。

自念

相手以上にその気になりきる

操法を進めるにあたって、私はある目的に従っています。すなわち私自身が、その気になって相手を誘導して、相手に掴《つか》んでもらいたいことがあるとき、まず私がその気になりきらなければならないという「自念」をもって、相手以上にその気になりきっているのです。

私は相手の感覚のなかに入り込んで、こう誘導するのです。

「からだの外の動き以上に、からだのなかの動きが大切。からだのなかの動きが、からだの外に伝わってくるような動きであってほしい。気持ちがよいという感覚で、からだのなかを操ってほしい。からだのなかが気持ちよくなるように、気持ちがよいという感覚でからだのなかを動かしてほしい。からだのなかの気持ちよさ、その感覚に従った動き、その変化こそ、本当は大切。からだのなかを、気持ちがよいという感覚意識で〝感動〟させてほしい。からだの外と、からだのなかとが抜けてしまうように、そして、動きそのものも忘れてしまうように、気持ちがよいという感覚で包んでほしい。十分に、心もからだも、気持ちのよさに溶け込ませてほしい。気持ちがよいという感覚に十分満たされ安心したら、からだのなかの満たされたエネルギーを、フーッと抜いてほしい。一瞬に抜けきるように。そして、抜いたあとは、心とからだがどこかへ抜けていっていい。抜けた自分に心を向けて、解放されきった自分を〝情覚《じょうかく》〟してほしい。自我が抜け、まったくあずけきった心とからだ……。許しきった心とからだ……。心はからだに委ね、からだが心に委ねる。一体にして全体、解放、そして無。からだが病む、心が病むとは、病むことによって、自分が変わらなければならない、つまり質が変わって、今までの自分ではない自分と対面する機会なのだ……」

動きか、感覚か

動診も操法も感覚が優先する

現在の操法は、明らかに動きの重視から感覚の重視へと、超ハイレベルの域に達しつつあるようです。

すなわち操法のすべての中心が、感覚優先、感覚重視に向いてきています。

操体では「気持ちがよい」という感覚がいちばん大切であることを説きます。これは、快適感覚に従うというタオ（道）の世界観であります。操体が臨床医学の裏づけからスタートし、予防医学、さらに、健康維持増進という未病《みびょう》医学としての医の本質にせまる論理をもつようになり、ここ数年の間に、操体法における診断・治療にも、明らかな変化が急速に芽生えてきたのです。動き中心の診断・治療から、感覚重視、感覚主体の診断・治療への移行がそれです。

　診断においては、動きの快・不快も当然問うべき要素ですが、今までの診断のように、快の動きが整復コースであるとする操者のきめつけがなくなってきているのです。動きの快・不快を確認するということは、患者にとって「やってみたい」、「やってみたくない」という意識行動の気づきと、気持ちがよいという快適感覚の追求行動と、その要求感覚を自分の感覚に気づかせるという場に、診断の価値を置きはじめたのです。

　動診によって快・不快の運動感覚差を確認するという、手段としての有効性もさることながら、快とする動きが患者の気持ちがよいという快適感覚の追求行動意欲を、十分満たし得るものであるのかどうかを、操者は理解していなければならないのです。操者は患者に聞く必要があります。満たすべき要求感覚が少なければ、たとえ快の動きであっても、患者にとっては、けっして望むべき要求行動でないこともあるということを知るべきです。

　操法においては、今までただ快方向へ動かすことが操法の目的としてとらえられていました。しかし現在は、快方向へ動かすということは、あくまで気持ちがよいという快適感覚をキャッチする一つの手段、方法であり、きっかけにすぎない。操法上の動きとは、「気持ちよさの表現」としてとらえるべきであろうと思われます。

快の動きの方向にからだを操り、気持ちがよいという感覚をキャッチする。その感覚をキャッチできれば、後は動きで動くのではなく、感覚で動く。気持ちがよいという感覚で動きをコントロールし、からだ全身で気持ちのよさを表現するといった、患者の感覚操法となるというように、ただ動きだけを操る操法ではなく、「気持ちがよいという感覚で、最快適感覚を操る操法」に変わってきているのです。

患者の感覚に従う操法の流れ

たわめの間《ま》の獲得はどうでしょうか。けっして動きの可動極限でたわめの間を獲得するのではなく、気持ちがよいという快適感覚のもっとも高まるエリアの極限が、たわめの間なのです。

脱力の獲得はどうでしょうか。たわめの間に入って二〜三秒後に瞬間脱力という、そのきめつけもいけない。患者自身が快適感覚の極まりにおいて、その気持ちのよさを十分に味わい、満足し、さらに納得して、脱力したいと思ったときが、本当の脱力なのです。

操法の回数はどうでしょうか。

患者自身が脱力後に、もう一度その気持ちよさを味わい、表現してみたいとする「快適感覚の行動の要求」が、その操法の回数となるのです。一度で十分満たされていれば、患者はけっして回数を要求しないのです。三回から四回おこなうという操者のきめつけで操法をおこなおうとするから、やり過ぎの結果を生むのです。患者が気持ちがよいという範囲で試みているかぎり、けっしてやり過ぎるということはないのです。

こうして操法の手順を追ってみても、これだけ以前の操体法と変わっているのです。まず一番の気づきは、操法中の操者のきめつけがなくなってしまっていることです。「患者の感覚、つまり、気持ちのよさ、その快適感覚に従った操法の流れ」があるだけです。

今の操体法は、これだけ生まれ変わって、一層味わい深いものになっているのです。操体法をおこなっている皆さん、あなたの操体法はいかがでしょうか。操体法の流れの中心を見ると、今ここの操体法は、昔のままの操法ではない、という気づきを私は肌で感じます。私は自分の学習をとおしてそう思うのです。

かぎりなく味わい深き操体法――。それを生かしきるのも、生かしきれないのも、すべてあなた自身にかかっているのです。けっして操体法が悪いのではないのです。生かしきれないあなたの内にすべてがあるのです。

言葉の誘導

言葉が心とからだを開かせる

操体の臨床は、動きをとおして、患者との対話——つまり語りかけ、問いかけのなかで、ともに快適な感覚を探り、最快適感覚に導き操り出していく、患者と操者の連帯的な臨床だと思います。

けっして、お互いが無言で向かい合っていることがないのです。患者が動きの感覚を十分にきき取り、きき分けられるように、操者は常に、患者に問いかけ、語りかけています。そして、きき取り、きき分けた要求感覚に従って、気持ちよさを味わい満たされるように誘導します。まるで、言葉の誘導一つで、快適な感覚を導き操っているかのようにさえ見えてきます。操法をおこなう操者の言葉の誘導いかんで、患者の動きが生きたりも、死んだりもしてきます。それが生かされる操法、生かしきれない操法の差となり、臨床のよしあしとなって現われてくるようです。

操者の適切な誘導は、患者にとって、気持ちよさを探り操り出す重要な指針のような働きをします。また初診の患者にとって、操者の言葉の誘導は、おかあさんの臍《へそ》の緒をとおして母体とつながっている胎児のような関係に見えてくるのです。この臍《へそ》の緒が、操者の言葉の誘導に当たるわけです。

患者は、操者の言葉の内容を感覚的にとらえて動きます。操者の言葉どおりに似せ写ししようとします。ですから、操者に従わせようとするような命令口調の言葉では困るのです。「私もあなた（患者）のからだにきいているんですよ」という言葉の会話や語りかけが大切で、ちょうどお母さんが胎児に話しかけるような、愛情こまやかな語りかけ、問いかけが必要なのです。

操者の魂を映す言葉と表現

ところで、操者が自分のからだではとらえきれないような言葉で誘導したり、他から似せて真似ても、患者の心やからだには、なかなか響いてこないし、とおっていかないものなのです。

これでは、操者にとっても、むなしい語りかけであり、実感のない問いかけになってしまうのです。なぜでしょうか？　自分のからだをとおして体感し、実感としてとらえきった自分自身の肉声でなく、言葉でなく、表現ではないからです。

私が患者に問いかけ語りかける言葉や、その表現は、「自分が操体とどうかかわり、どうとらえ、生かそうとしているのか？」という私自身の告白であり、「操体に対する私自身の魂の進む道」でもあるのです。それによって、言葉の誘導における語法も選択され、決まってくるように思うのです。

脱力の誘導はどうあるべきか

からだが脱力の仕方を選択する

からだの要求感覚に従った脱力の仕方を観察していると、瞬間的に脱力させなければならない、といった操者のきめつけは不自然のように思えてくるのです。

私は、脱力も、からだが要求してくる脱力の仕方があり、その要求感覚に従った脱力で気持ちよく抜くことが、もっとも自然な導き方ではないかと思うのです。

数年前から私は、脱力の誘導を「からだが要求してくる脱力の仕方で」とか、「脱力の仕方は、からだによくきいて、気持ちがいいように抜くように」と指導しながら、その脱力の仕方を観察してきたのです。すると、今までのような急速に全身の力をストンと抜くような脱力は影をひそめ、気持ちのいい緊張感をそのまま持続しながら包み込むように、そしてゆっくりと全身の力を抜いてくるような脱力の仕方に変わってきたのです。これはたいへん興味ある出来事でした。すべての脱力がそうだと言っているわけではなく、総じてその傾向が強いのです。脱力も、そのつど、からだの要求感覚をきき分けさせて、からだが要求してくる脱力の仕方で抜いてもらうことが大切ではないかと思います。

それから、たわめの間《ま》に入って、二～三秒後に脱力という今までの誘導も、「よりよい操法の気づきと実践」という立場から考えてみると、何をもって二～三秒後に脱力しなくてはならないのかが、私には理解できなかったのです。

たわめの間というのは、最快適感覚のきわまり、つまりもっとも気持ちがいいところで獲得するのですから、たわめの間から脱力するまでの間は、十分に気持ちよさを味わう空間なのです。そして、十分に味わい満足し納得したときに脱力すれば、それがいちばん自然ではないかと思うのです。

患者のなかには二〇秒、四〇秒、さらに一分とか二分余りも、たわめの間の空間をとって、気持ちよさを気持ちがいいだけ味わいつづけ、その後にスーッと全身の力を抜いてくる患者が多いのです。気持ちがいいだけ味わえる、きめつけのない空間をもてる患者のこのひとときは、本当にどんなものなのでしょうか。それを二～三秒後に「ハイ、脱力」という具合に操者が「脱力の選択と脱力の仕方」をきめつけ、従わせてしまって、本当にいいものなのでしょうか。もう一度、操者はかみくだいて実習しなおさねばならないと思います。

次に、操法の回数の問題があります。

操法の回数の判断は、「もう一度やって、味わってみたいという要求感覚があるのかどうか？」によってきまってくるのです。一度やってみて、十分にからだが気持ちよさを体感し満足した状態にあれば、二度も三度もやってみたいという要求感覚は起こりにくいものなのです。それをからだにききもしないで、二回から三回やるものだときめつけて、ただ回数を重ねようとするから、やりすぎて後味を悪くしてしまうのです。師匠の橋本先生がよく、「気持ちがいい範囲でやっているぶんには、やりすぎるということはない」と語っているように、その気持ちがいい範囲をきき分けるためには、からだの要求感覚にきけばいいのであって、やってみたいという要求感覚があれば、もう一度気持ちのよさを味わえばよいのであり、要求がなければ、やる必要はないのではないかと思うのです。

操法は呼気でやらなくてはならないか

呼と吸のバランスを重視する

私は動きと呼吸について考えてみるとき、一昔前に目にした文章を思い出します。「操体は呼気の静かなる動きをもって快適感覚を味わう」という言葉です。当時はなんと的を射た名言かと思ったものです。

バランスがとれた健康状態にあるとき、この言葉のとおりの操法が可能になってくるのだと思うのです。しかし、全体的なバランスのなかで刻々と変化しているからだと、全体的なバランスのなかで歪《いび》つになって歪体《わいたい》しているからだ、内臓の働きが悪くて器質的にも病んでいるからだをとおして「呼吸と動きの関連性」を追っていくと、たいへん複雑で、一概にこうであるとは言い難い要素を含んでいるのです。

「呼気の静かなる動きをもって」という条件のもとで操法をおこなったとき、何人の患者がこの条件を満たしながら動けるのかなと、ふと疑問に思ったのでした。必ずこの条件を満たしきれない患者が数多く出てきても不思議ではなく、むしろ当然だろうなと思ったのです。なぜなら、「息をゆっくり吐きながら」という条件は、全体的なバランスがとれた健康体の状態において十分に満たされるのであって、歪《いび》つになった歪体《わいたい》したからだ、不健康傾斜におちいって疾患をもったからだには、あてはまりにくいからなのです。

それを無理に「呼気で」という具合にきめつけてしまうと、患者によっては、動きと呼吸のバランスがかみ合わなくなってしまうのです。よく考えてみると、その患者それぞれに、いちばん気持ちよさを味わえる呼吸の仕方が当然あるわけで、それに従った呼吸が本当は適切なのではないかと思えてくるのです。

からだがストレス状態にあるとき、さらに内科的に動きが悪く器質的な異常状態にあるとき、呼吸も正常な営みを阻害されて、それなりのバランスをとり、コントロールしようとして働きかけるのです。このような状況において、呼吸は浅く短くなり、からだの変化に対処しようとしているのです。浅くて短い呼吸状態が悪いということではなく、むしろ呼吸を短く浅くしてからだのバランスを保とうとしている、というように理解できないでしょうか。

健康人にあてはまることが、即患者にあてはまらないように、その時点で受け入れられることと、受け入れられないことが、からだの内部環境で起こっているのです。ですから、からだが要求していないことにあえて従わなくてはならないということは、本人にとっても、からだにとっても不快なことであり、後味のいいものではないのです。かえって苦痛な場合が多いのです。ですから「呼気で」という条件が、はたして気持ちよさを味わえる呼吸なのかどうかを、からだにきき分けさせる必要が出てくるのです。

呼吸と動きのバランスがとりにくい患者には、あえて呼気でと決めつけず、自然呼吸でいいのではないでしょうか。なぜなら、たとえば動きそのものを遠心性の動きと求心性の動きに分類してみると、遠心性のある動きは吸気、求心性のある動きは呼気が自然な場合もあるのです。ですから、そのときのからだの状況、動きの状態によって、呼吸も刻々と変化しているという認識に立って、柔軟な対処の仕方で臨むことが大切だと思います。

動診のすすめと操法の選択

からだの感覚にゆだねる

私は、操法のすべての行程から操者のきめつけを除外して、患者のからだの感覚に委ねる操法が果たして可能なのかどうか、それを自分の課題として取り組んでいます。それが一つ、また一つ可能となり、操体の原点である〝未病《みびょう》医学〟の位置づけに一歩一歩近づきつつあります。

操体は治療医学ではないのです。治療とは、他力でやってもらうもの、人の手を借りてこそ成り立つものであって、自力ではできないのが特徴です。一方、操体は、やってもらう、治してもらうといった受け身の医療ではないのです。

しかし、操体は「自力なんだよ」「自分で治すんだよ」と説明しても、実際に患者のからだに手をかけ、操法のなかで操者のきめつけに従わせるようなことをやっていたのでは、患者もやはり、やってもらっている、治してもらっているんだという意識にとらわれても仕方がないように思うのです。

「自分で診断ができて治せる、そこに操体のすばらしさがある」ということに気づくような指導がなされてこそ、患者は真の理解を示してくれるのではないかと思うのです。

それには、まず操者の立場からの裏づけが必要だと思ったのです。そこで一つの試みとして、操法の行程から操者のきめつけをすべて取りはずしてしまったらどうだろうか、もしもそれが可能になれば、まさしく「操体は自力なのだ」ということが、患者にも私にも納得できるのではないかと思ったのです。

私は患者に、次の四点について理解してもらえればと考えてみました。
（1）操法は操者のきめつけでやっているのではなく、また、そのきめつけに従わせているわけでもないこと。
（2）操法は、患者であるあなたのからだの感覚にすべてを委ね、操者はあなたの、その感覚に忠実に従っていること。
（3）操法はすべて自分自身に向けての問いかけであり、自分自身が、からだにきいて、きき分けたからだの声に従うことであって、けっして、やってもらっているのではないこと。
（4）みずからの健康は自分で管理して守っていくという健康維持増進の未病医学こそ、操体そのものであること。
以上四点の理解をはかるために、私は操法の行程から操者のきめつけを除外し、患者のからだの感覚にすべてを委ねてみる必要を感じたわけなのです。

相手任せの態度はいけない

そこでまず、動診における快コースの選択方法について考えてみました。楽な動きが、果たして快コースの選択になりうるのかを疑ってかかってみることにしたのです。

一般には楽な動きを操法と定め、楽なほうへ気持ちよく動かせばよいと理解し、そう思い込んで、操法をおこなっている場合が多いのです。この思い込み、きめつけが、すでに患者には「やってもらっている、治してもらっている」という意識をもたせてしまうのではないかと思ったのです。

このような判断をもって操法をおこなうことによって、一つの誤解と、誤診につながりやすい二つの要素があることに気づいたのです。その誤解とは、楽なほうへ動かすことが、操法の目的であると思い込んでしまっていることです。楽なほうへ動かすということは、本当は気持ちがよいという快適な感覚を探り、操り、導き出すという目的遂行のための手段なのです。

また、誤診につながりやすい二つの要素とは、動診の際、動きの分析は当然おこなっているわけですが、今まで感覚の分析をきちんとやっていなかったところに大きな見落としがあったのです。

感覚の分析とは、①快適感覚の有無、②要求感覚の有無を確認することであり、この分析を見過ごしてきていたのです。

私は動診の際、患者のからだから、より的確な情報を得るために、動きの分析をおこない、それと併行して感覚の分析も試みています。当初この感覚の分析をおこなってみて、私はアッと驚きに似た感激を味わったのです。

実は、楽な動きのなかにも、気持ちのよさがある場合と、まったくない場合があることがわかったのです。また楽な動きとは別に、気持ちのいい動きがあることも、はっきりとわかったのです。こうなってくると、がぜん興味が湧いてくるのです。

まず、楽な動きのなかに、気持ちのよさがある場合とない場合があることが、どうして理解できたのかといいますと、患者のからだの感覚にきいてみたのです。「楽な動きに気持ちよさがとおっていますか、いませんか」と尋ねてみたのです。すると、一つ一つの動きによって、「ただ楽だ」という答えと、「楽で気持ちがいい」という答えが返ってくるのです。

からだの要求感覚を的確に探り出す

さて、どうしたらいいものかと考え、操体は気持ちがいいという快適感覚に従うことなのだから、まず、ただ楽なほうへやってみたいのか、それとも気持ちがいいほうへやってみたいのか、そのからだの要求感覚を聞いてみることが先決だと思ったのです。

その結果、楽な動きのなかに気持ちよさがない場合には、ほとんど、やってみたいというからだの要求感覚を満たしていないことがわかってきたのです。さらに、気持ちがいいという快感度の質的な面でも、やってみたいという要求感覚を満たしていない気持ちよさもあることが理解できたのです。

そうなると、楽なほうへ気持ちよく動くという従来の操法が、少しあやしくなってきたのです。誤っているということではなく、より確実で適切な快コースの選択という意味で、従来の快コースの選択があやしいものになってきたということなのです。

なぜかといえば、楽なほうへ気持ちよく動きなさいと言われても、楽な動きに気持ちよさがともなっていない場合には、気持ちよく動きようがないというわけなのです。

さらに、気持ちよさがない場合には、やってみたいという要求感覚も起こりにくいのですから、患者の本音として、気持ちよさもなければやってみたいという要求感覚もないのに、動けといわれても動きようがないのです。それとともに、動診の際に、「楽なほうは？ 気持ちいいほうは？」と問いかけてみると、楽な動きと、気持ちがいい動きが出てくるのです。

たとえば右側に倒すと楽で、左側に倒すと気持ちがいいという場合です。こんなとき、何を基準に、どちらを快コースとして選択するか、操者の判断だけに任せられない面が出てくるのです。

こうした場合に、からだの要求感覚に委ねる、つまり、やってみたい、味わってみたいというからだの要求感覚を、満たしているのか、いないのかという感覚の分析が重要になってくるのです。

では、動診から操法にいたるまでの操者の問いかけをいかにおこなったらよいのかを、少し説明してみますと、まず、(A)「楽なほうはどちらでしたか？」と聞いてみます。次に、(B)「気持ちがいいほうは？」と聞き返してみます。そして最後に、(C)「やってみたいほうは？」と聞いてみるのです。

(A)の問いかけは動きの分析で、(B)と(C)は感覚の分析となり、(B)は快適感覚、つまり気持ちよさがあるのかないのかの確認であり、(C)では、楽なほうにせよ、気持ちがいいほうにせよ、やってみたいというからだの要求感覚が、あるのかどうなのかを確認しているわけです。

ここまで診断をとおしてみて、患者のからだの感覚に委ねる診断、操法のハコビや選択ができてくるとともに、操体は自力であるということが少しでも理解できると思うのです。

患者から見た操体の世界

とまどいのなかで思うこと

操体の臨床では、患者さんのからだの感覚をききながら、気持ちよさをからだにとおしていく学習をおこなってもらいます。患者さんも操者も、からだの感覚にきくわけですから、その診断と操法が相重ねして繰り返されるのです。

患者さんは、治したい、治りたい気持ちをおさえて、まず「自分のからだの内の声をきく」ことから学び始めます。からだの動きの感覚をきき取る学習と、きき分ける学習を体験していくのです。ですから患者さんは、ただベッドに休んで、「あとは先生（操者）にお任せしたよ」とは言っておれません。自分のからだの動きの感覚をきき分け、その感覚に委ね従うという作業行程を負わされていることに気がつきます。

初めての患者さんは一瞬とまどいを感じ、「妙なことになったものだ」と思うのです。患者さんのなかには、自分と先生の会話のやりとりに、おかしさがこみ上げてきて、「プッ」と吹きだしたり、ニタニタ笑い出す人がいます。

「この先生、私にいったい何を聞いているのだろうか？　どうも私のからだの感覚をきいているようだが、私自身でさえ自分のからだの感覚など、あらたまってきいたこともないのに、この先生は大マジメだ。先生が私に話しかけていることは、どうも常識的な感覚からは思いつかないようなことだ。ところが、そう言われてみると、こちらの考え方や物の見方、日常的なことまでが、なぜか逆に非日常的で非常識的に思えてくるので不思議だ。私だって治りたいし、先生がやれと言われれば、痛いことだって、つらいことだって辛抱するけど、先生はけっして痛いこと、つらいことはやるなというのだ！　なぜかと尋ねると、『からだは、やってもらいたくないために、イタミを出して教えてくれているのです。気持ちいいことをやればよくなる』と言う。私が、『なぜ気持ちいいことをやって治るんですか？』と疑いの目を向けて尋ねると、とたんに先生は『ウソかホントかやってみての話、やってみなければわからんだろう！』と一蹴されてしまうのだ」――

患者さんはとまどいながら自問自答をつづけます。何か思いがけない発見や気づきが、患者さんの心にウズ巻いているようです。以下、もう少しその声に耳を傾けてみましょう。

理屈をこえた気持ちよさの実感

――そう言われてみるとそうなんだけれど、でも、まだ私の不安は消えてはいない。なお先生は言われる、「やるか、やらないかは、気持ちがいいか、悪いかできまる。しかし、そんなこと他人の俺に聞いたってわからんことだから、まず自分のからだにきいてみる以外にないんだ」と。私はどうしようもなくて先生にすがっているのに、先生は、「お前さんはすがる相手を間違えている。すがる相手は自分しかないだろう」と手厳しいのだ。

どうも〝治してもらえる〟という姿勢で向かい合っていたのでは歯が立たない。気持ちを変えて積極的に自分のからだと向かい合って、みずから治す姿勢で取り組まなくてはまずいようだ。素直な心になれば、自分のからだの内なる声に耳を貸してやろうとする気持ちが少しずつ芽生えてくるような気がする。いくつ年を重ねても、素直な心が大切。それは、からだにとっても同じことのようだ。

私は、先生に抵抗を与えてもらって対称的な動きを確認し始める。「動きの感覚を、からだにきいて……」ということだから、運動的な動きで、ギュッ、ギュッと動くと、即座に先生から「確認するんだから、ゆっくり味わってみなければわからない！」と注意されるのだ。確かに、力を入れてギュッ、ギュッと動いていたのではわからないのだけど、この「ゆっくり、やさしく味わいながら」動くことが、非日常的なことで不慣れなことなのだ。

しかしその気になって、先生が言われるように動いていると、確かに、からだの内なる声がきこえてくるのだ。無感覚な動き、やりやすい動き、気持ちがいい動きもあれば、やりにくくてつらい動き、痛い動きなど、いろんな動きの表情が聞こえてくる。

ただ、この動きのなかの声が、からだにとってどんな意味をもっているのか、いったい何を訴えてくれているのか、今までの私には、何一つ理解できていなかったのだ。つらさや苦痛をともなっている動きが、実は、からだが私にやってほしくはないというサインであり、気持ちよくて快適な感覚をともなう動きが、実は、からだが私に要求していたサインだったということも、当然私には理解できていなかったのだ。私は先生の指導に従いながら、まだ半信半疑である。でも、私のからだは、快適な気持ちのいい感覚に従えるように動いている……。

どうしたわけだろう?　気持ちよさがわかって、からだにとおってきたようだ。気持ちよさが徐々にからだになじんでくると、なぜかホッとしてくる、気持ちがいいと安心してくる。気持ちのよさがからだにとおって、行きとどいてくると、からだのイタミや苦痛がやわらいで楽になってくる。気分もいいし、スッキリしたからだになってくる。なんだか心もからだも、要求を満たしてもらったことに歓んでくれているようだ。このまま自然に治っていく感じもしないわけでもなさそうだ……。

からだの感覚が教えてくれるもの
――「自分のからだにきけ」と言われたことが、少しずつわかりかけてきた。病んでいるからだに反発ばかりして小言を言うようでは、どうもからだだって、よくはなってくれないようだ。

今まで、私は、なぜこうまで痛めてしまったのか、と考える余裕すらなかった。不快がつのれば、気持ちのよさはますます減少する。日常、気持ちよさが足りなくなれば、当然ストレスもたまるってことに、私はまったく気づかなかった。気づいていないばかりか、なお頑張って、つらさをからだにとおしてきた。からだにムチ打って、その結果がこうなってしまったのに、まだこりずにムチを当てているのだ。どうも人間って、できないことを無理して頑張るのが好きなんだな。先生が言うように、こんなときにこそ、からだは気持ちよさを要求し、与えてくれることを望んでいるのかもしれない。そして、気持ちがいいと安心するし、これでほんとに治るんじゃないかという気持ちになってくるのだ……。

おのずからなる力の再発見

――私は静かに、ゆっくりと、動きのなかに気持ちよさをとおしていくと、人間にとっての余分なものをそぎ落としているように思えてくる。さらにゆっくりと静かに、気持ちよさをからだにとおしていくと、人間の本質的なものが見えて浮き上がってくる……。

この本質的なものを感じ、きき分けるためにこそ、静かな、ゆるやかな動き、ゆっくりとした静かな動きのなかに気持ちよさをとおしていくという過程が必要で、それが本質的な感性を目ざめさせる源泉になってくるのだ。ゆっくりとした静かな動きのなかに気持ちよさをとおし、さらに、からだのなかに気持ちよさをとおしていくと、心も共鳴し、「快＝気持ちがいい」という感覚に、心もからだも集中してしまう。この集中がないと、本質的なものが見えてこない。しかも、このゆっくりとした静かな動きに気持ちよさがとおってこないと、沈滞した性質をおびてくるのだが、気持ちよさ、快適な感覚がとおってくると、あったかな血のかよいが（心とからだに）流れ、安心感・充実感、そして解放感・満足感へと導き引き出されるような性質をおびてくる。それは、その人の心を光で満たすし、病んだ心の暗礁《あんしょう》に光がさすことにもなるのだ。そして、そのことに素直に喜べる自分がうれしいと思えるのだ……。

この発見は、たいへんな力となる。たとえ肉体的に病をかかえていても、それをはねのけて、健康的な、すがすがしい気持ちを取り戻せるような力となる。

操法中に先生が与えている補助抵抗は、たいへんな意味を秘めている。私たちが日常の所作・動作のなかで見せる動きのすべては、その人の気持ちや意志を実現するためのものであり、さらにその動きは、他人や他の事物との接触とか分離、用事、休息などのように、自分が自分の意志で周りとの関わりをとおして動作していることなのだ。

もっとはっきり言うと、自分の動作とそのエネルギーは、いつもいつも他の事物や人への働きかけという形で表現されてしまう。動きだけではない。言葉ももちろん、他への働きかけとして表現される。だから、自分で自分のからだを持ち上げてみたり、ゴツンとたたいてみたりはしないものなのだ。壁にもたれて休息することがあっても、病気でないかぎり、ふたたび壁を離れて歩き始める。歩くときだって、ひと足ごとに地面を確かめながら、一歩一歩確認して歩くという人はいない。側にあるお茶をとるために、自分の腕がその方向に動くだろうかと確かめるだろうか。とにかく、自分の気持ちや心が、無意識にしろ意識的にしろ、その動き、その動作に出ているし、出しているのだ。出すことによって生きており、生かされているのだ。けっして動きそのものを吟味《ぎんみ》しているものではない。それが日常的な動きであり動作といえよう。

新しい自分との出会いとは

――ところが、補助抵抗によるゆっくりとていねいな動きへの誘導に出会うと、びっくりしてしまうのだ。まず、そのていねいな心のこもった誘導に、私（人）の心を従わせるような深いひびきがあって逆らえない。この深いひびきは、一見静かなようだが強く私（人）の心に働きかけてくるのだ。それは、はっきりとそれとわかるような、なぐさめとかいたわりとか、そんな言葉の表現は一言もない。ないのだが、本質的な的を外していないので、私（人）は言葉のよろいを脱がざるを得ない。へたな多言は、しゃべればしゃべるほど的外れとなり、ここでは、言葉のよろいはなんの使い道もない道具になってしまう。私（人）は、それを人の真心に触れたと感じる……。

ところで、一般日常的な動きや作動には、吟味とか確認というような意識づけがない。ところが、操法においての補助抵抗には、動きの確認と意識づけ、つまり「からだの動きにきいて、感覚をきき分けること」を学習させられる。さらにすごいと思うことは、それがたとえ百発百中でなくても、自分が気持ちがいいという快適感覚に従えるように、動きのなかに、からだのなかに気持ちよさをとおしていけるように誘導されることだ。自分の気持ちがよいという快感覚を、操者によって問われ導かれている。

これは操者の診断的問診《もんしん》として、私（患者）は返答することになるわけだが、実際は、自分に対しての「自念という意識」をもつ結果となる。さらに、その「自念の意識」が進むと、当人が望むというより、からだが要求している快の動きを、みずからみごとにとらえ選択できるようになってくる。

私も含め、患者は応々にして自分の病のアラ探しが日々の日課になってしまうことが多い。だから、他人を当てにする。治療行為を求め、他力的な力を得て治してもらうことに一生懸命になる。自分のからだの動きのなかに、気持ちがいいという快適な感覚を探るとか、つむぎ出すということをやろうとしないものだ。そんなものが、自分のからだにあることすら知らないのだ。

何回失敗したってかまわない。それで悪くなるといったことがないのが操体なのだ。快のほうへ、気持ちがいいほうへ、動きのなかに、からだのなかに気持ちよさをとおして向けようとする意識――、その勇気が育ち始めてくればそれでよい。新しい自分との出会いが、心の育ち、からだの育ちとして出発するように思えてくるからだ。

きびしく問われる操者の力量と愛

――補助抵抗の不思議はもう一つある。

日常的な動きは、いつも、ある意味では自分の実現の結果なのであって、自分で自分に働きかけるものではない。しかし補助抵抗があると、自分の動きを自分にお返しするという結果を生む。つまり、自分で自分に働きかけることになる。しかも快適感覚、気持ちがいいという感覚を伴って、自分の動きを自分にお返ししているのである。

「自分で自分に働きかけることになってしまう」という言い方は、私(患者)の意志に反するように聞こえるかもしれないが、我々の日常生活のなかではあり得ない動きなので、冒頭で述べたように、とまどいとなって映るのである。しかし、ここでは、その意志など問題ではない。むしろ邪魔になることなのだ。なぜなら、日常的な動きかけの意志に問題があったからこそ、歪体《わいたい》したからだ、病んでいるからだの現象を生み出しているからである。だからこそ、いっとき、意志に反して、補助抵抗という鏡に自分の動きを反射させて映し出してみる必要があるのだ。

こうした行為は、本当に日常生活のレベルから見ると、非日常的な働きかけだけれども、けっして非日常的なものではなく、「なりつつある状態」のなかで、人間にとって本質的なものに目を向け、自分のなかの自分に目を向けていくゆえに、重要な働きかけとなるのだ。だから、この行為が現実の感覚として意識できたとしたら、これはもう非日常的だなどと言う必要もなくなってくる。日常的な働きかけを一時忘れて、この行為のなかに自分を委ねてみると、今までの自分と離れて自分をみつめ直すという高い意識につながって、新たなる自分との出会いの場が発見できるのだ……。

補助抵抗を介して、動きに、からだに、気持ちよさをやさしくとおしていく。それは、自分自身と向かい合う深い集中の瞬間であり、自念の瞬間でもある。といっても、一挙には理解できるものではないが……。

「自分のからだに、動きの感覚をきいて、からだが要求してくる動きをきき分け、さらに気持ちよさを動きに、からだにとおしていく」という自分に対する自分への働きかけ、自分のからだにきいて、きき分け、とおすという集中的行為は、当然、その人の心にもそれ相応の調和的な働きかけをおこなう。自分を客観的にみつめ直す心も起こってくる。私にとっての余分なものを、そぎ落として、本来あるべき自分の姿に還《かえ》ることも可能である。

不思議なことがまだまだたくさんあって、私が受けた操体は一度として同じ操法の繰り返しではなかった。「通院するたびに、新しい」ということだった。それは操者の直感と洞察力によって、また私の経過のありようによって、操法のハコビやススメが生き物のように変化しているからだ。治療にとって、本当はいちばん大切で大事なことなのだが、一般的にはそれが形式化され規格化されて、私にとっての最高の診療メニューが提供されにくくなっている。それは、操者の個体差、認識のあり方によっても、おのずと規制され、操者自身にこうした新しい生まれかわりの感覚的要素がないと、患者の新しい意識への働きかけは不可能であり、また、操体という治療的行為が、操者の創造的な感覚で支えられていないかぎり、操体は単なる生理的体操、民間的な治療行為としか理解できないであろう。

そこには、操体をとおして、操法を導く操者の芸術的な意味合いさえ含まれてくるのかもしれない。このことは大事なことなのではないか。結局、愛というものがその根底になければ、治療そのものに力が生まれてこないのだ。補助抵抗という操者の鏡にその愛がなかったら、患者は安心して、その鏡のなかに、「快」を映し出すことはできないのだ……。

第六章

絵で見る操法

からだにききながらの操法

からだへの贈りものは、気持ちよさ、それとも疲れ？

操体は、自力でおこなう健康法です。

操法には、相手の介助を得ておこなう場合と、自分自身でおこなう場合とがありますが、どちらにしても、自分自身の〝自力〟で気持ちよさを味わいながら動くことには変わりありません。

これから三十ページにわたって百三十操法余りの動かし方を各ページ四～五操法ずつ記載してありますので、夜やすむ前に、朝床を離れる前に、また暇を見つけて、一回四～五分程度でも結構ですから試みていただきたいのです。

一日使わせていただいたからだに、これから一日使わせていただくからだに、有難いという感謝の気持ちをこめて、手入れをしてお返しする心、手入れをして使わせていただく心が大切ではないかと思います。

「からだの手入れ」とは、十分に気持ちよさを、からだにとおしてあげることなのです。

私は二十年間、操体の臨床にたずさわってきましたが、不思議なことに、からだに気持ちよさをとおして、からだをこわしてしまったという患者に未だにお目にかかったことがないのです。みんな、からだにつらさをとおして、こわしてしまっているのです。

つらさを無理にとおしていれば、いつか、からだはこわれてしまうのです。二十年間の臨床をとおして、このことがよく理解できるのです。

からだも、使いっぱなしにしていたのでは、油が切れて疲れやすい、ストレスを受け入れやすい、気持ちが悪いからだになってしまうのです。

からだにとってのストレスとは

ここで、謎なぞを解くようなお話をしましょう。

「ストレスがいちばん好むものは何か、おわかりですか?」――答えは、からだにとっても心にとっても、「気持ちが悪いこと」なのです。からだにつらさをとおしつづければ、からだは不快を訴え、そのぶんストレスが増長してしまうのです。

もう一つ、「ストレスの天敵はなんでしょうか?」――ストレスがもっとも嫌うもの、それは「気持ちがいいこと」です。気持ちのいいことを積極的にからだに与えてやると、ストレスは暴れようがなくなって、おとなしくなってしまうのです。つらさを無理にとおそうとするから、からだは気持ちが悪くなり、こわれてしまうというわけなのです。

からだを動かすことが健康にいいといいますが、つらさをとおすようなことを一生懸命やっていたのでは、逆効果です。からだを動かすことがなぜ健康にいいのかといえば、それは、気持ちがいいからなのです。

からだを動かすことが、そのときの健康状態によって気持ちが悪ければ、からだにとって、けっしていいことではないのです。気持ちがよいという快適な感覚に従ってこそ、からだを動かすことも健康につながってくるのです。

からだがよくなる、ということの意味を知ろう

しかし現代人は、なぜか、苦しいことやつらいことを頑張ってやりとおすことが得意で、気持ちよさを求めることは苦手のようです。つらさをとおせばとおすほど、いつかからだはこわれることが、どうしても理解できないようです。言われてもわからず、こわしてみて初めて、なるほどと思うのが一般で、こわしてみても、まだそのことに気づかない人も多いのです。そんな人を見ると、気づくまでこわしつづけてみるのも、その人の人生観かもしれません。

話がそれてしまいましたが、どのページをめくってみてもおわかりのとおり、この操法をおこなえば何に効くとか、何が治るといった項目はまったくありません。

これが操体の特徴なのです。操体には「○○疾患を治《なお》す、よくする」といった発想がなく、よ

くなるか、治るかどうかは、気持ちがいいか、悪いかによって決まる、といっているのです。気持ちがいいという快適な感覚に従えばよくなるし、気持ちよさがわかれば治るようにできているのが、からだなのです。

では、気持ちがいいという快適な感覚に、どう従ったらよいのでしょうか。また、その気持ちのよさを、どうやって確かめてみたらよいのでしょうか?

いちばん簡単でわかりやすい方法は、からだを動かしてみるにかぎるのです。

一つ一つの操法を試みて、その一つ一つの動きに気持ちよさがあるのかどうかを、からだにきき分けてみることが大切なのです。どのような動きに気持ちよさがとおっているのかを確認するために、百三十種類のからだの動かし方をここに説明してみたわけなのです。

無理や思い込みは絶対禁物

からだにききながら、実際に試してみるには

それでは、ここで、操法上の注意事項を要約してみましょう。

気持ちがいいという快適な感覚が、その動きにあるのかどうかをきき分けることが先決なのですから、ゆっくりとからだを操って、その動きの感覚をまず確かめてみることです。呼吸はゆっくりとした自然呼吸か呼気で、その動きに合わせておこなうとよいでしょう。ゆっくりと動いてみて、その動きの感覚をからだによくきいて、きき分けられるようにしてください。そして、その動きに気持ちよさが十分とおり、「やってみたい、味わってみたい」という要求感覚がある場合に、その動きを、気持ちがいいだけからだにとおして味わっていただければよいのです。

からだに対して、①「きいて」、②「きき分けて」、③「とおす」――この一連の作業を、確認しながらおこなってほしいのです。

一つ一つの動きによって、以上のような感覚がつかめてきますが、一通り箇条書きにまとめてみますので参考にしてください。

（一）動きによっては、両方ともに不快で、痛みや苦痛をともなうことがあります。これは、からだが痛みや苦痛やつらさをともなう動きのほうにバランスをくずし（こわし）ているということで、からだは、やってもらいたくないために、痛みや苦痛というサインを出してくれているのですから、不快な感覚に従う必要はなく、この場合は、両方ともにやるなという、からだのサインとして理解してください。

（二）動きによっては、楽な動きのなかにも、気持ちよさがとおっている場合と、ただ楽というだけで、まったく気持ちよさがない場合とがあります。たとえば、右側に倒すのはつらくて苦しいが、左側に倒すのは楽で気持ちがいいという場合です。楽で気持ちがいいほうがわかったのですから、後は、やってみたいという要求感覚があるかどうかを、からだにきき分ければよいのです。

(三) 動きによっては、楽なほう(動きやすいほう)と、気持ちがいいほうとがあります。この場合、楽なほうへやってみたいのか、気持ちがいいほうへやってみたいのかを、からだにきいて、きき分けてみることです。一概にこうだとは言いきれませんが、からだは楽な動きよりも、気持ちがいいほうへやってみたいという要求感覚を出してくるものです。

(四) 動きによっては、気持ちよさがあっても、快感度(気持ちよさ)の質的な面で、やってみたいという要求感覚を満たしていないこともあります。このような場合には、気持ちよさがあっても、やってみる必要はないようです。

(五) 動きによっては、両方ともに気持ちがいいことがあります。この場合、どちらの動きを操法として選択していいのか迷うものですが、これも、たとえば「両方ともに気持ちがいいが、右側にやってみたい」というように、からだが選択してくる要求に従っておこなってみればよいと思います。からだは快感度(気持ちよさ)の質的な面で、より快感度の高いほうを自然に選択してきます。

(六) 動きによっては、両方ともに気持ちがよく、両方それぞれにやってみたい場合があります。たとえば右側に倒すのも、左側に倒すのも気持ちがよく、両方ともにやってみたいという要求感覚がある場合です。

この際には、両方ともやってかまわないのですが、左右どちらのほうからやってみたいのかを、からだにきき分けておこなえばなお効果的です。

なぜかと言うと、快感度の質的な面で両方同じように気持ちがいいということはまれで、からだは、より気持ちよいほうからやってみたいという要求感覚が起こりやすいからです。

(七) 動きによっては、さほどやりやすい動きではないが、ある可動の地点までは、とても気持ちがいいということがあります。この場合も、やってみたいという要求感覚があれば、もっとも気持ちがよいところまで十分味わうことです。

(八) 動きによっては、「ちょっと痛いけど気持ちいい」という感覚（イタ気持ちよさ）がともなうことがあります。この場合も、やってみたいという要求感覚がなければ別ですが、ある場合には、「気持ちがいいイタミの範囲」で一度ためしてみることです。

どうやって気持ちよさを〝とおす〟のか

以上、「動きの分析」と「感覚の分析」を確認したわけですが、これからいよいよ操法として、どのようにして動きに気持ちよさをとおしていくのかを説明しましょう。

先ほども述べたように、気持ちがよいという快適な感覚に従うことが前提なのですから、あくまでも動きは、からだに気持ちよさをとおしていく手段として理解し、動きに余りとらわれず、気持ちがいい感覚で動きを操り、からだ全身で表現すればよいのです。ゆっくりと動きを操《あやつ》り、からだのなかに気持ちよさがよくとおるように味わうのです。気持ちがいいように動くことが大切で、気持ちのよさに「動きのかたち」などないのですから、動きの型にとらわれずに表現すればよいのです。そして、いちばん気持ちがよいところ（快適感覚のきわまり）で、動きを静かにタワメて、じっと気持ちよさを味わうのです。動きを静止した状態で、からだが十分に気持ちよさに満足し納得してくれるまで味わいつづけてください。

タワメの間《ま》の呼吸は、ゆっくりとした自然呼吸か、もしくはお腹でゆっくりと呼吸をとおすのです。呼吸をとおしていると、息を吐いたときが気持ちがいい場合と、息を吸ったときに気持ちがいい場合とが出てきます。吸ったときに気持ちがいい場合は、その吸ったときの気持ちのよさを十分味わいながら、また、吐いたときに気持ちがいい場合には、吐いたときの気持ちよさを味わいながら、呼吸をとおしていきます。呼吸によって、からだのなかが気持ちよくふくらむように、そして、いちばん気持ちがいいところに呼吸がスーッととおるように味わいつづけてください。

からだが求めるままの「脱力」をする

十分味わい、からだが満足してくると、今度は力を抜いてみたいという要求が出てきます。これが「脱力」です。

この脱力も、からだが要求してくるままに任せてください。からだが要求してくる脱力の仕方をみると、瞬間的に全身の力を抜いてくる場合と、いい気持ちよさを包み込むように持続させながら、ゆっくりと全身の力を抜いてくる場合があるようです。

脱力は、からだが要求してくる脱力の仕方で気持ちよく抜けばよいのです。力を抜いた後は、脱力したまま、脱力後の爽快な気分を十分に味わうようにしてください。その際、大きな溜息を一つか二つほどついて、くつろぐのもよいでしょう。

操法をおこなうときのチェック・ポイント

次に操法の回数の問題ですが、脱力した後、もう一度やってみたいという要求感覚があるのかどうかを、からだにきき分けてみてください。その要求感覚があれば、もう一度繰り返して味わい、なければ二度、三度と繰り返しやる必要はないのです。

つまり、やってみたいという、からだの要求感覚が、あるのか、ないのかによって、回数が決まってくるのです。

もう一つ、首の操法ですが、首の動きは、〝目線の動きが首の動きを誘導するかたち〟になるように注意してもらいたいのです。たとえば、首を右側に倒す場合には、右側の肩を見るように、目線を落としていくのです。すると首が自然に右側に倒れ、からだ全身が目線の動きにともなって協調的に動いてくるのがよくわかります。このように動かして、確認してもらいたいのです。そうしませんと、首だけのかぎられた動きになりやすいのです。

首を後ろに倒す場合でも、まず目線を、天井を見上げるように向けていくのです。すると首は自然に後ろに倒れ、からだ全身が目線の動きに協調的に連動しながら動いてくるのがよくわかります。

首の左右の捻転《ねんてん》の場合にも、捻転する方向へまず目線を向けていくのです。首は目線の動きにともなって自然にまわり、からだも、協調的に動いてくるのがよくわかります。首の操法の場合には、このように確認しながら動かしてみることが大切です。

目線がからだの動きを誘導する

最後に、仰臥位《ぎょうが》や腰掛位での上肢（腕）の確認と操法の場合にも、手掌《しゅしょう》や指先の動きを目線でとらえながらやってみると、なお効果的です。

たとえば上肢（腕）を前方へ押し伸ばすような動きの際に、指先の動きを目線でとらえながら表現してみると、動きはスムーズで自然に流れ、腕の動きがからだ全身の動きとして一体化し、確認しやすく、把握しやすいのです。

腕を天井に向けて、そのまま真上に押し上げて伸ばすような動きにおいても、目線で指先の動きをとらえて追うように、また、腕全体を内と外にまわす動きにおいても、指先や手掌の動きを目線でとらえながらおこなうと効果的なのです。

さあ、これで操法をおこなうための重要事項はすべて説明しました。

それでは、朝と夜だけでも結構ですから、一日に三つか四つの操法をおこなって、からだに気持ちよさを十分とおすようにしてください。

立位で行なう上肢の操法

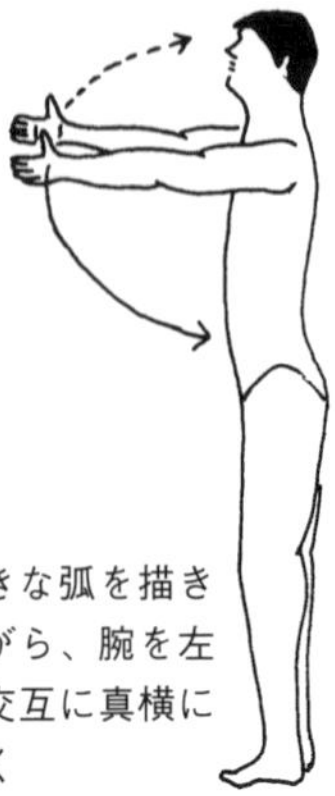

大きな弧を描きながら、腕を左右交互に真横に開く

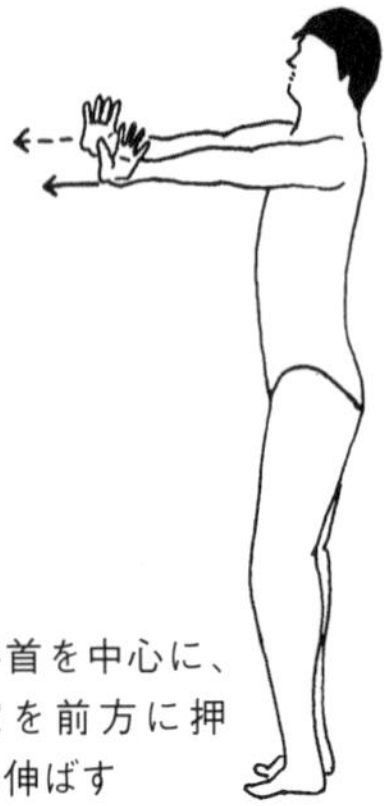

手首を中心に、腕を前方に押し伸ばす

ワンポイント・ここが大切①
立位・立位前屈姿勢の際は、足の親趾側に重心がかかるようにし、少し膝を緩めてポジションをとります。

ワンポイント・ここが大切②
からだの連動性を生かすため、指先の動きを目線でとらえながら表現しましょう。

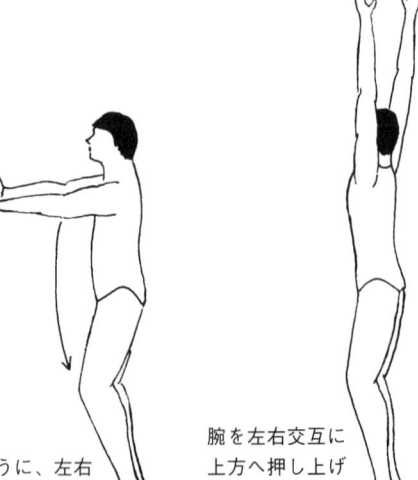

肘が膝に向くように、左右交互に引き下げる

腕を左右交互に上方へ押し上げながら伸ばす

ワンポイント・ここが大切③

動くとき、あまり呼吸にとらわれる必要はありませんが、動診の際は自然呼吸で、操法の際は気持ちよい呼吸をとればよいと思います。あえて言えば、求心的な動きの場合は呼気で、遠心的な動きの場合は吸気でおこなうと自然のようです。

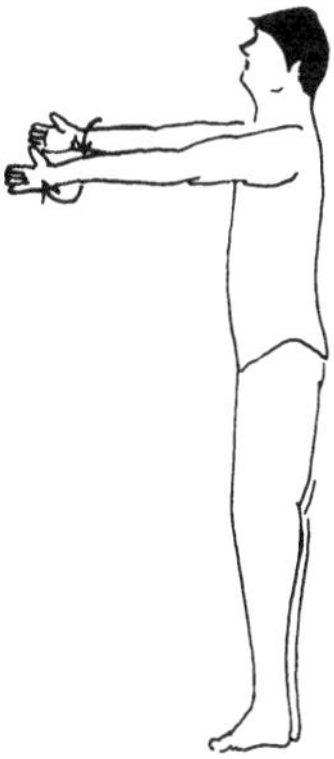

片腕を左右交互に内側にひねる

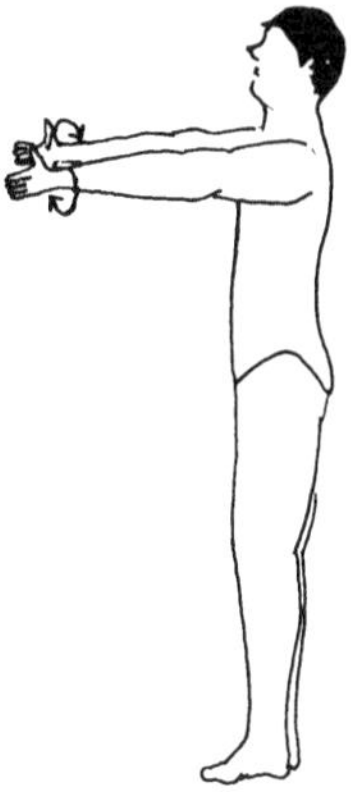

片腕を左右交互に外側にひねる

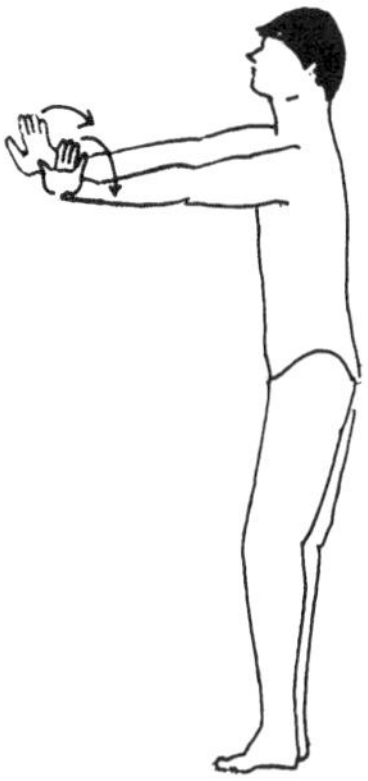

手の平を左右交互に反らせる

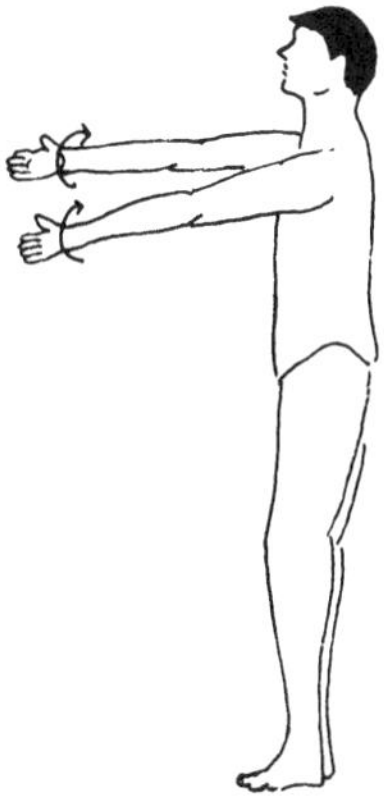

右手は外に左手は内側に同時に回した感じと、左手は外に右手は内側に同時に回した感覚を確かめる

立位、前屈で行なう操法

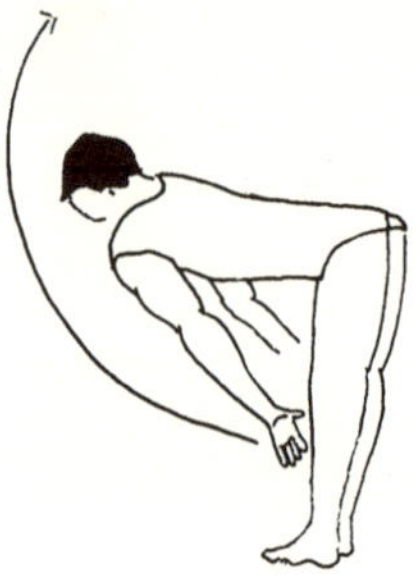

腕を左右交互に上方へ、弧を描くように持ち上げる

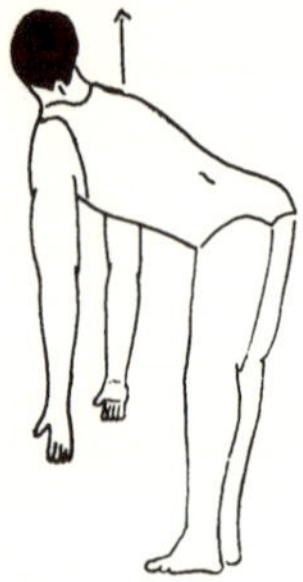

肩と腕を左右交互に真上に引き上げる

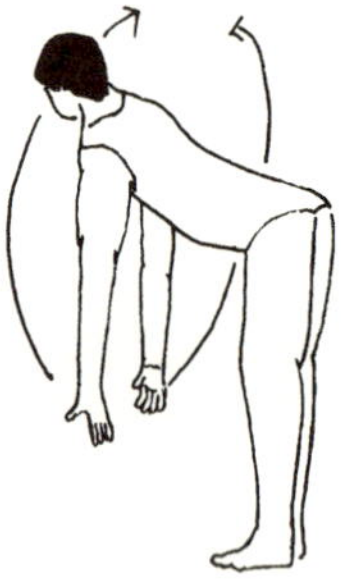

腕を左右交互に、真横から弧を描きながら持ち上げる

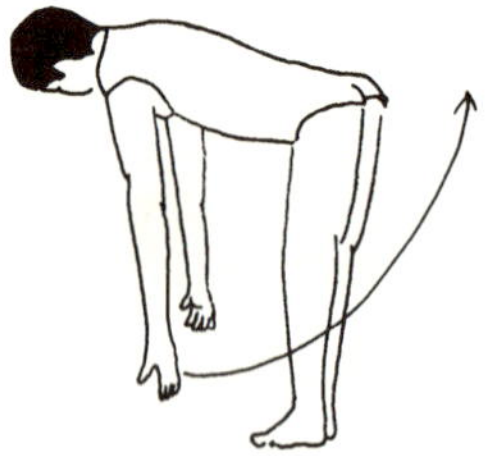

腕を左右交互に真後ろに引き上げる

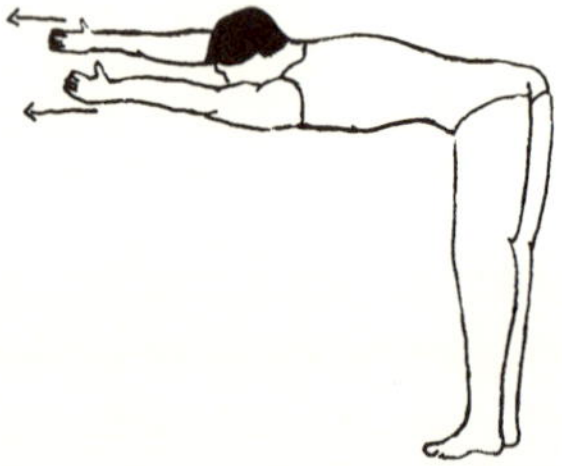

腕を左右交互に前方へ押し伸ばす

ワンポイント・ここが大切 ④

手の動き、腕の動き、さらに肘や肩の動きに際しては、その動きを目線でとらえながら表現すると、からだの中心である腰が動いてきますので、全身の動きに無理や余計な負担がかからず、動きの中で重心移動がとれ、からだの動きがきれいに決まってきます。

肘立て伏で行なう操法

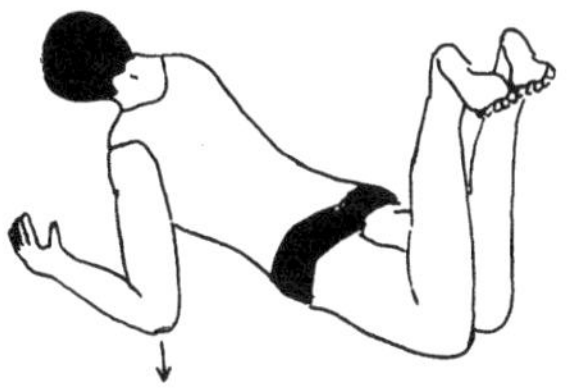

肘を左右交互に床へ押し込む

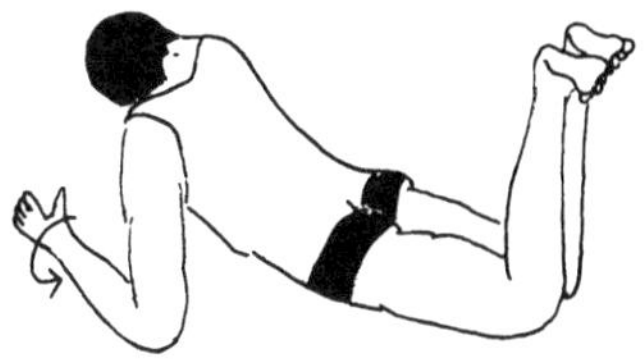

片手の小指側を左右交互に内側に回す

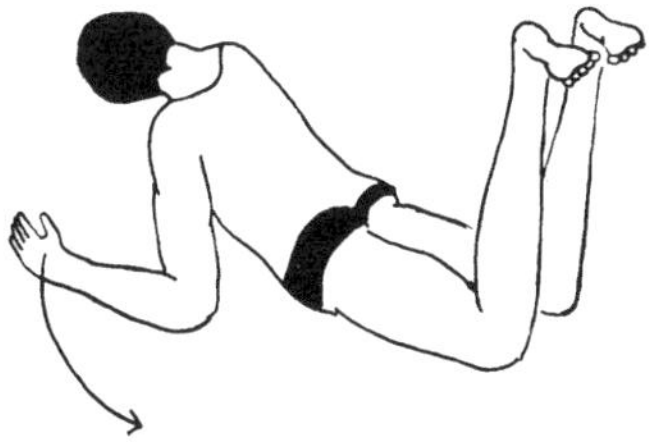

肘を支えにして、手首、前腕を左右
交互に外へ開く

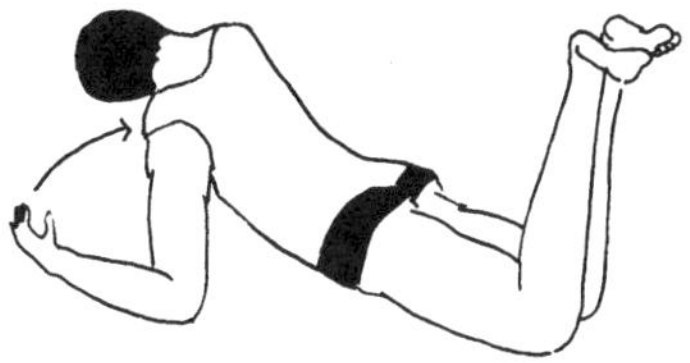

手の指先が肩に付くように左右
交互に引きつける

ワンポイント・ここが大切⑤

手だけ、肘だけ、肩だけというように「その部位だけを動かせばよい」という考えでおこなうのではなく、その動きにともなって全身の協調的な働きかけがなされるように表現してみましょう。

手や肘の動きは目線でその動きをとらえ、膝や足の動きは、その動きにともなう腰と首の動きで表現し、腰の動きは首の動きで表現してみるとよいでしょう。。

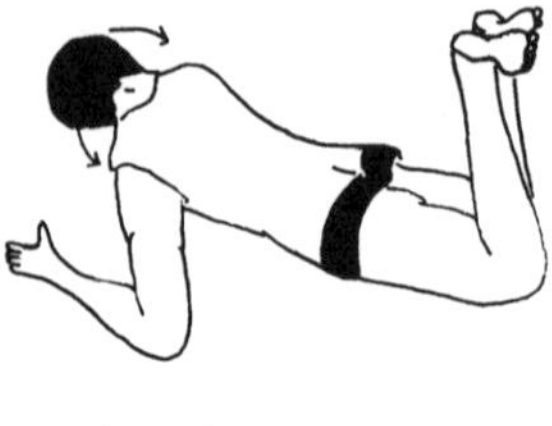

首を左右に側屈する

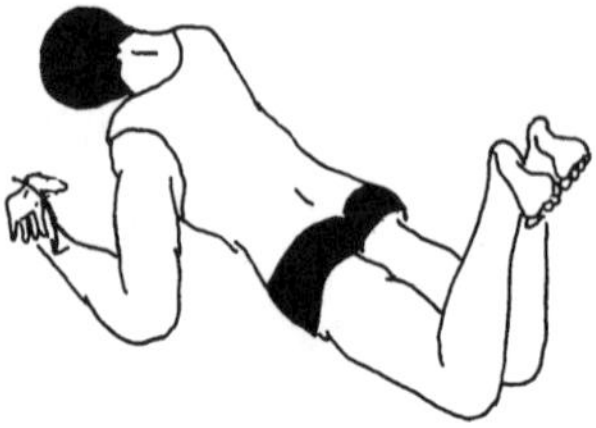

手首は床につけたまま、手の平を
左右交互に反らせる

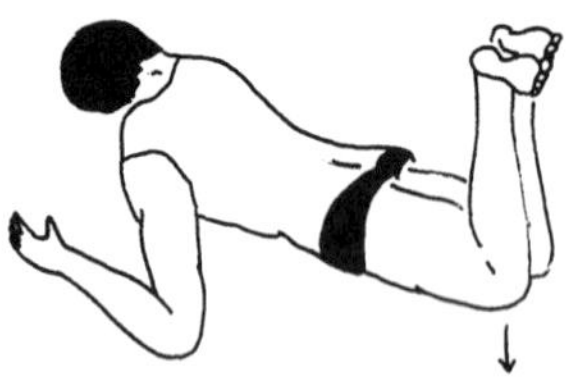

膝を左右交互に床に押し込む

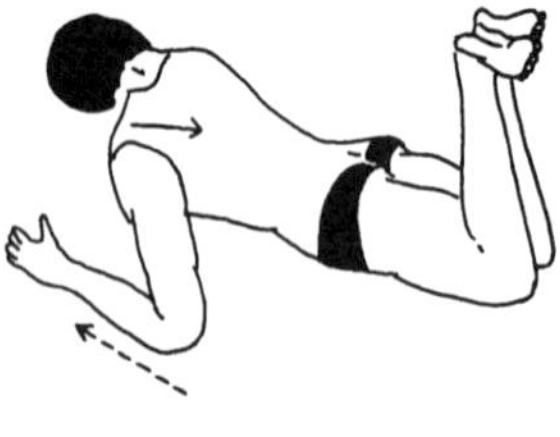

肩を腰の方へ引き下げながら、肘は
手前に押し出す（左右交互に）

ワンポイント・ここが大切⑥
首の力を抜いておこないましょう。
座ぶとんを二つ折りにして、上腹部か胸の下に敷いておこなうと、より効果的な場合もあります。

操法は気持ちのよい方を行ないましょう。

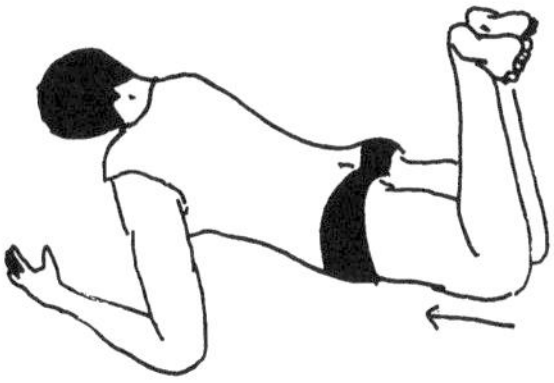

膝を左右交互にお腹に向けて
引き込む

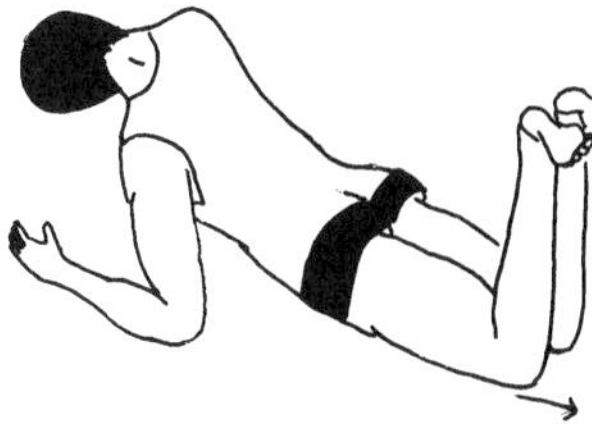

膝を左右交互に押し下げる

ワンポイント・ここが大切⑦

左の二つの操法は、一つ一つの動きにフシをつけて、まず膝を浮かし、浮かせた状態で腰を捻転するというように、流れるように動かします。

また、この操法は腰や背中にひねりが入る動きですから、できるだけゆっくり動いて感覚をつかみましょう。

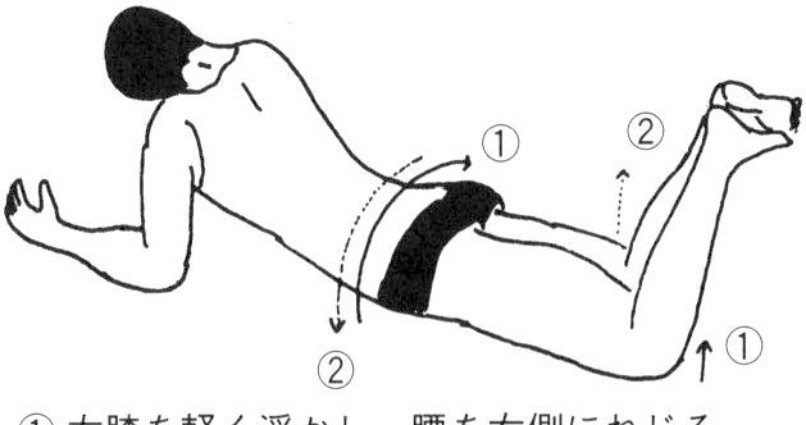

① 左膝を軽く浮かし、腰を右側にねじる
② 右膝を軽く浮かし、腰を左側にねじる

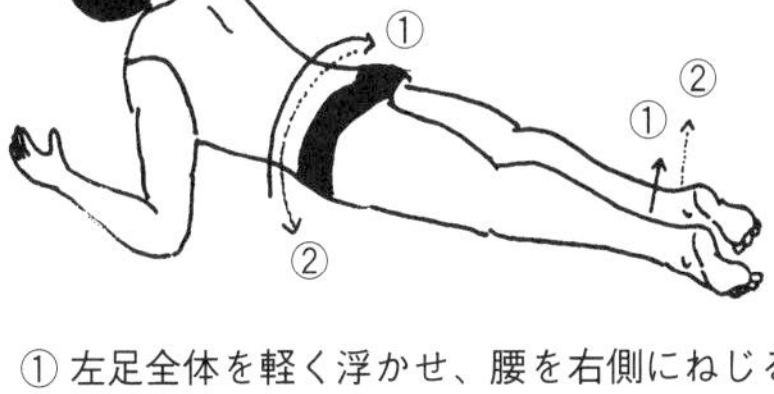

① 左足全体を軽く浮かせ、腰を右側にねじる
② 右足全体を軽く浮かせ、腰を左側にねじる

伏位で行なう操法

ワンポイント・ここが大切⑧
からだの中の動きが外の動きに通ずるように。
からだの中が動いて変化するように、気持ちよさを通すことが肝腎です。

首は、らくな方へ向けて……。
右側を確認したら左側も確かめましょう。

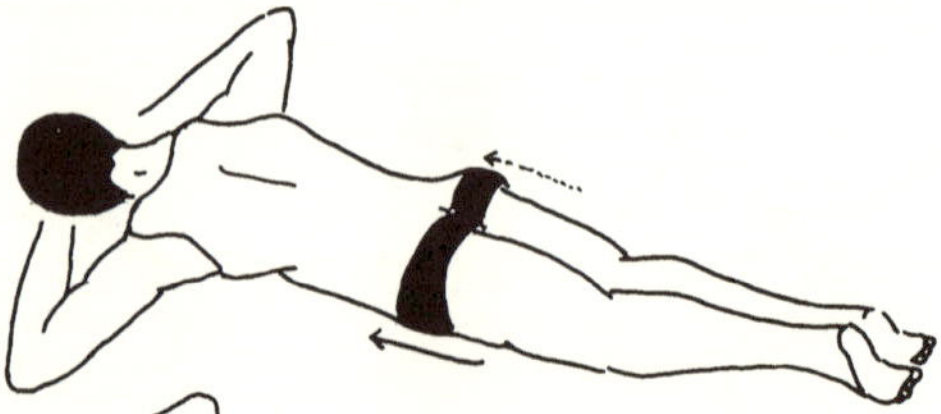

膝はお尻、お尻は背中の方へ
左右交互に引き込む

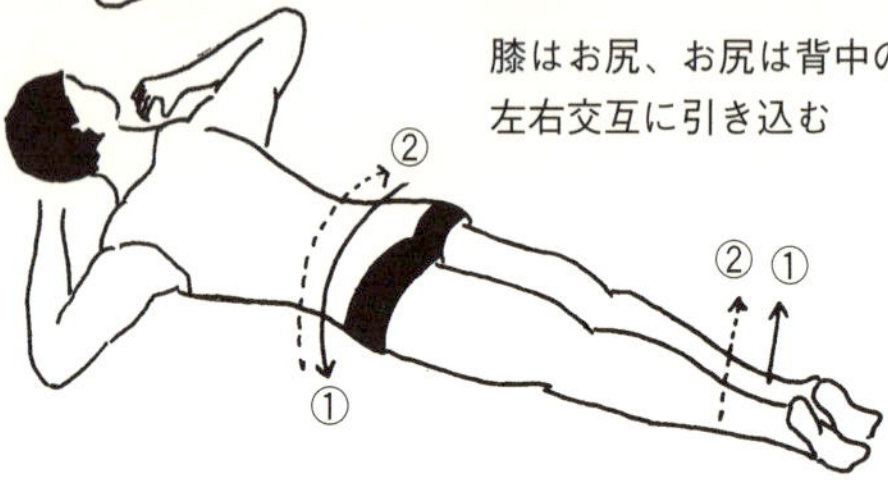

① 右足全体を軽く持ち上げ、腰を左側にねじる
② 左足全体を軽く持ち上げ、腰を右側にねじる

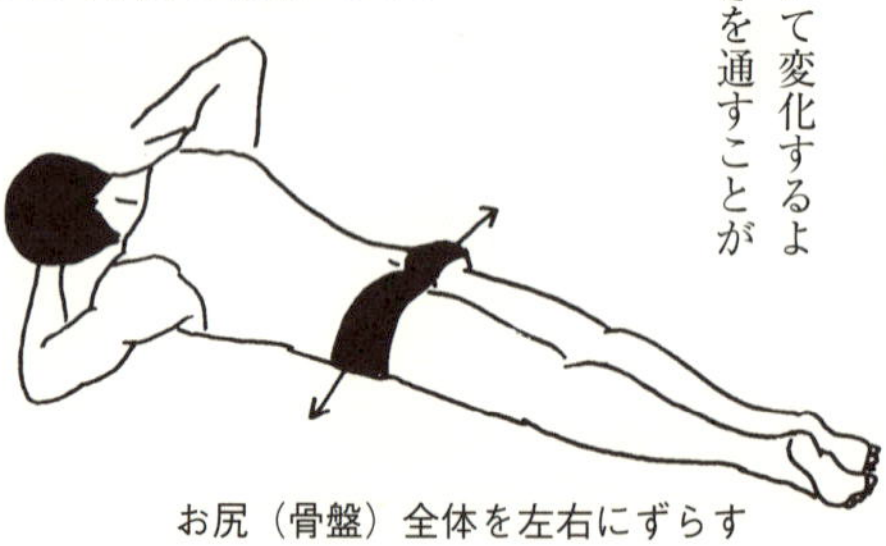

お尻（骨盤）全体を左右にずらす

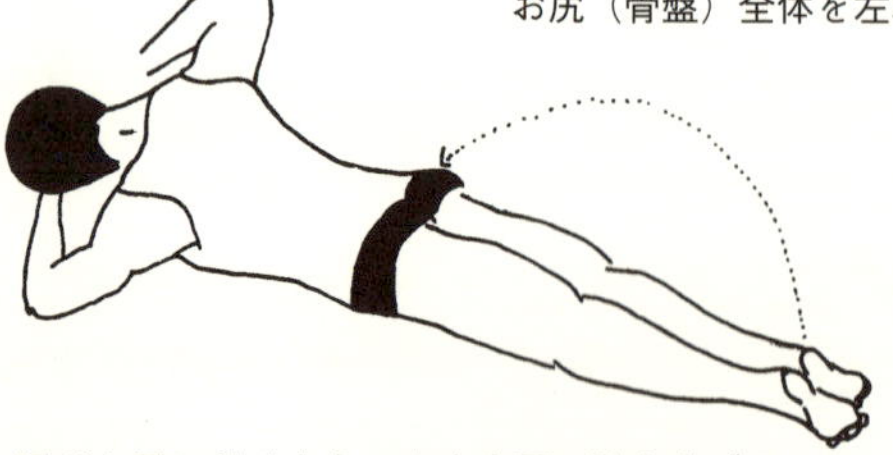

踵がお尻に付くように左右交互に膝を曲げる

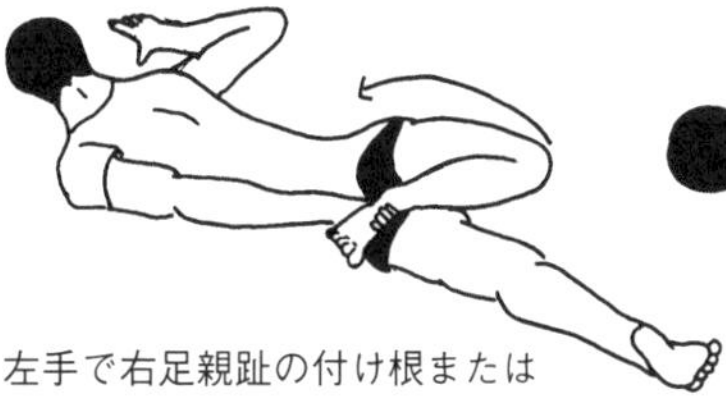

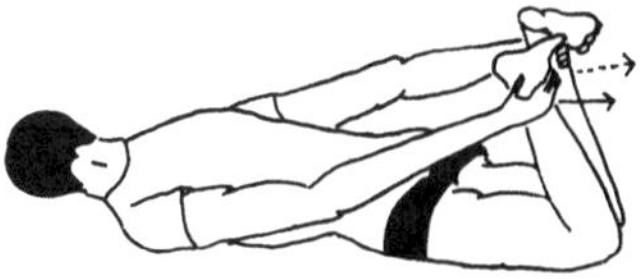

① 左手で右足親趾の付け根または足首を握り、膝が脇腹に向くように引きつける
② 右手で左足親趾の付け根または足首を握り、膝が脇腹に向くように引きつける

つま先を左右交互に伸ばす

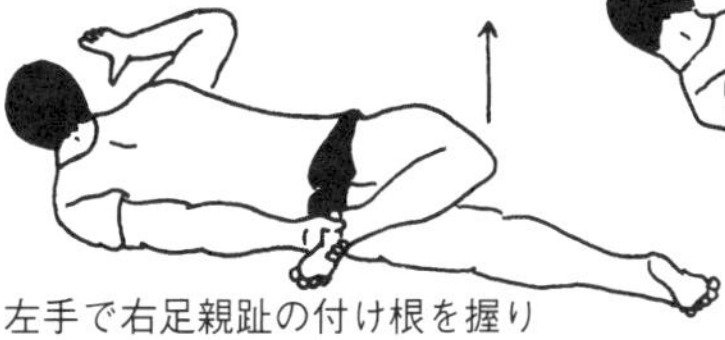

① 左手で右足親趾の付け根を握り右膝を天井に向けて持ち上げる
② 右手で左足親趾の付け根を握り左膝を天井に向けて持ち上げる

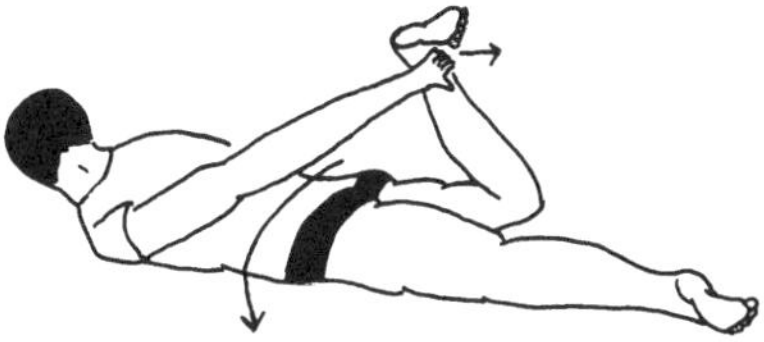

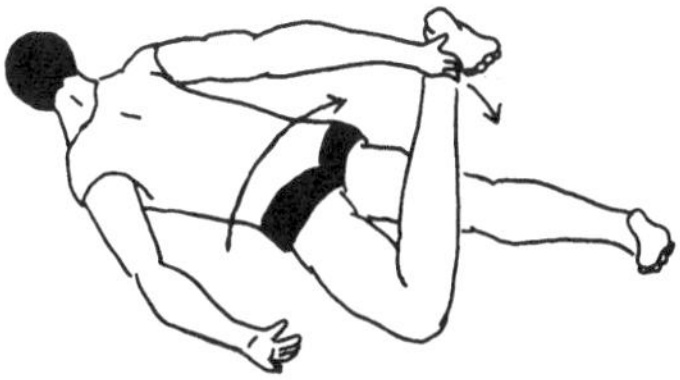

① 左手で右足親趾の付け根を握り、つま先全体を下方に押し伸ばしながら腰を左側にねじる
② 右手で左足親趾の付け根を握り、つま先全体を下方へ押し伸ばしながら腰を右側にねじる

ワンポイント・ここが大切 ⑨

足をしっかりおさえて動作しましょう。
呼吸に合わせ、ゆっくりと確認しながら、急がず、のんびりと……。

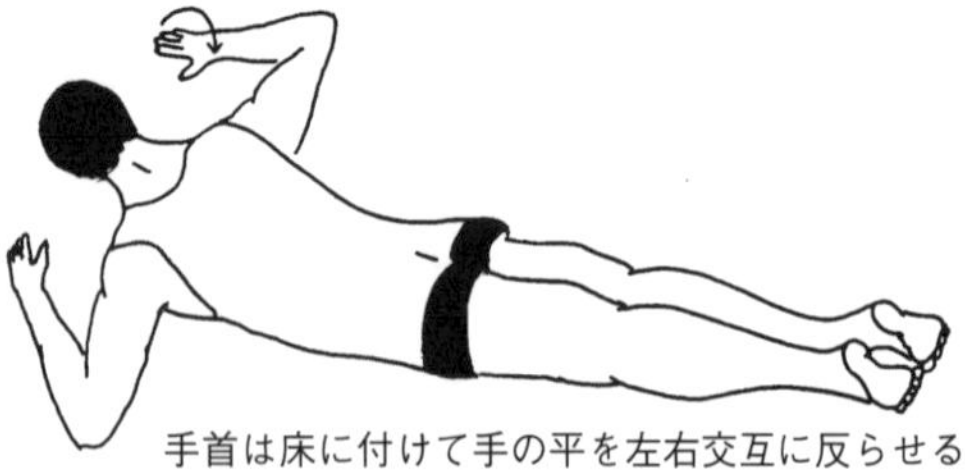

手首は床に付けて手の平を左右交互に反らせる

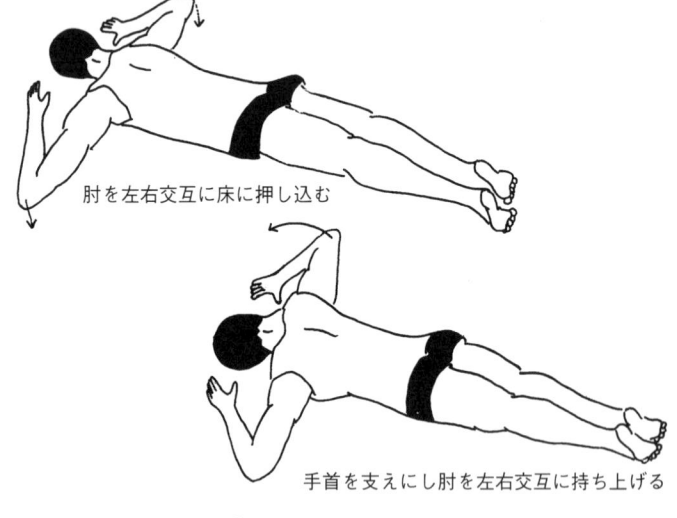

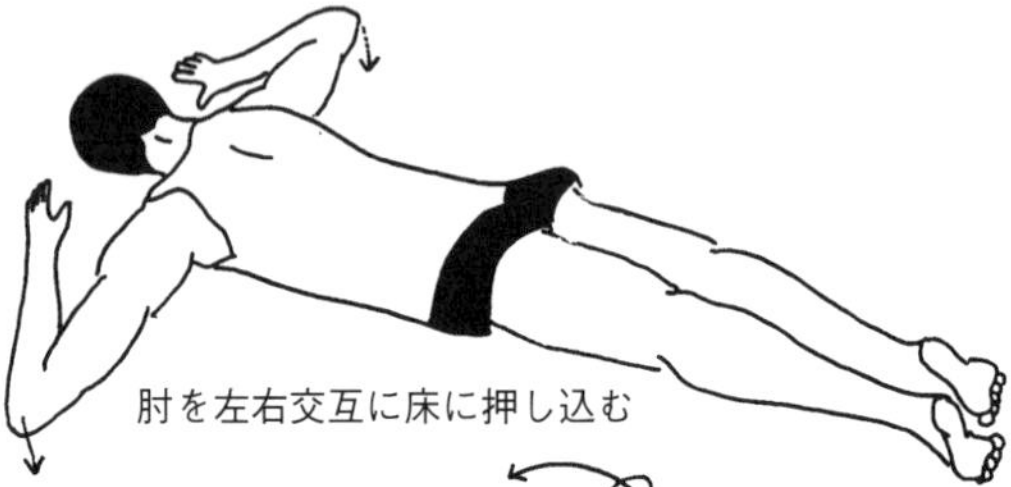

肘を左右交互に床に押し込む

手首を支えにし肘を左右交互に持ち上げる

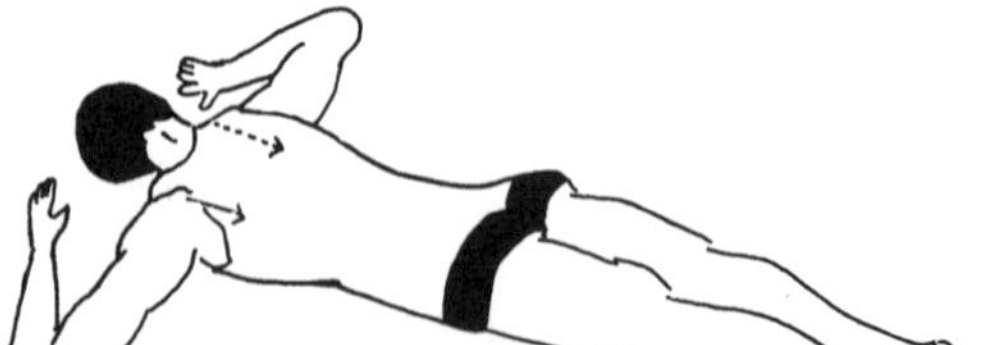

肩・肩甲骨を左右交互に腰の方へ押し下げる

壁を利用しての操法（1）仰臥位

足の裏を壁に付けて行ないます。

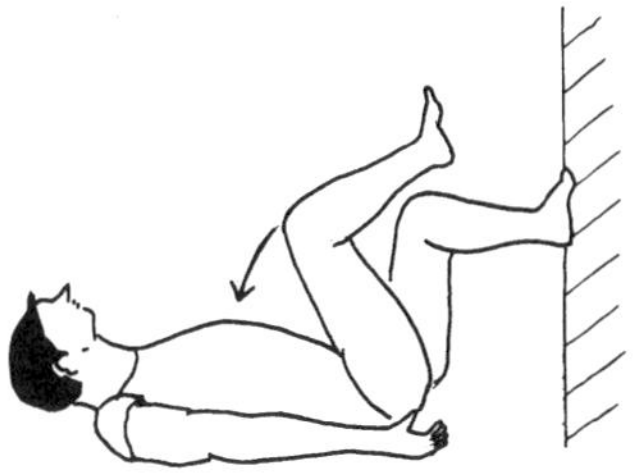

膝を左右交互に胸部に引き寄せる

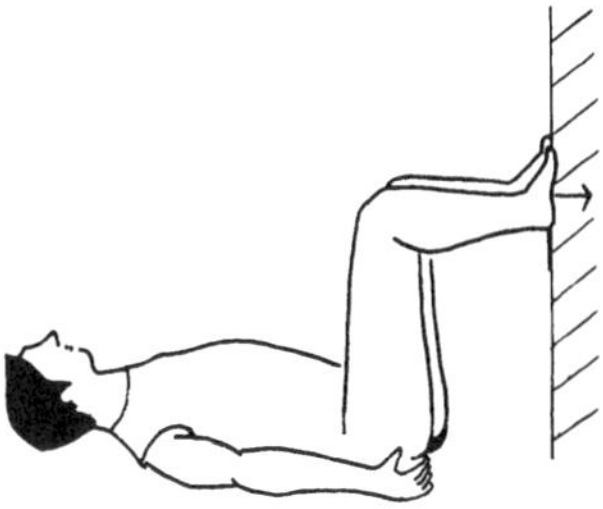

足の裏（足底）で壁を左右
交互に押し込む

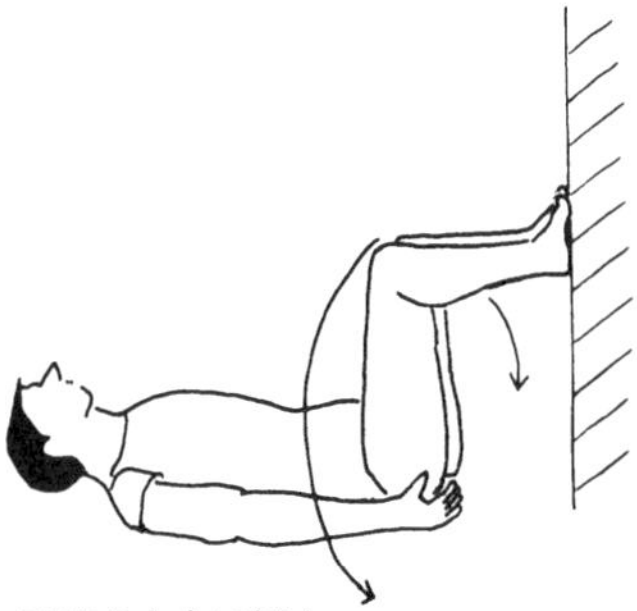

両膝を左右に倒す

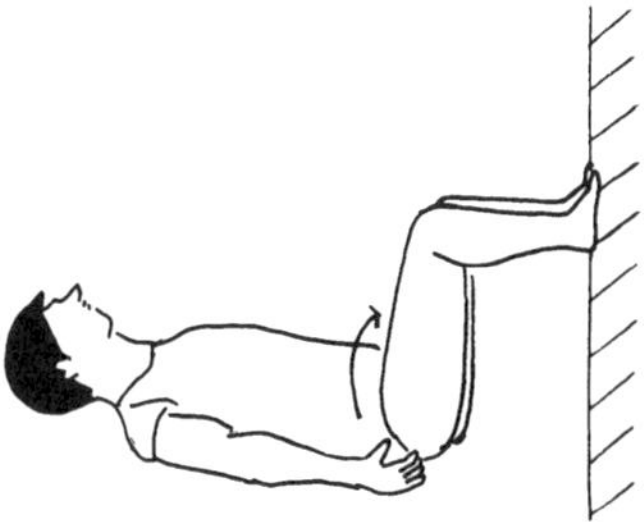

腰を左右にねじる

ワンポイント・ここが大切⑩

壁を利用するこの操法では、できるだけ膝とお尻、膝と踵の角度が90度くらいになるようにします。

また、足と膝は、腰幅くらいに開いて行なうとよいでしょう。

操法は気持ちのよい方を行ないましょう。

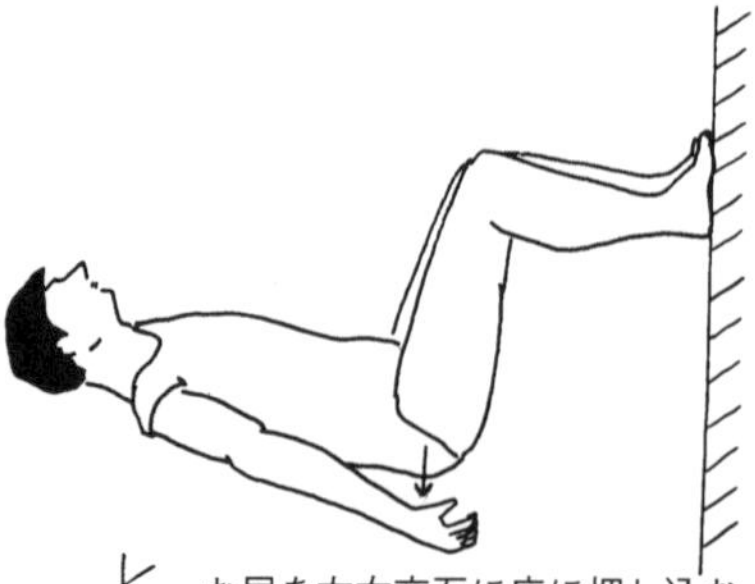

お尻を左右交互に床に押し込む

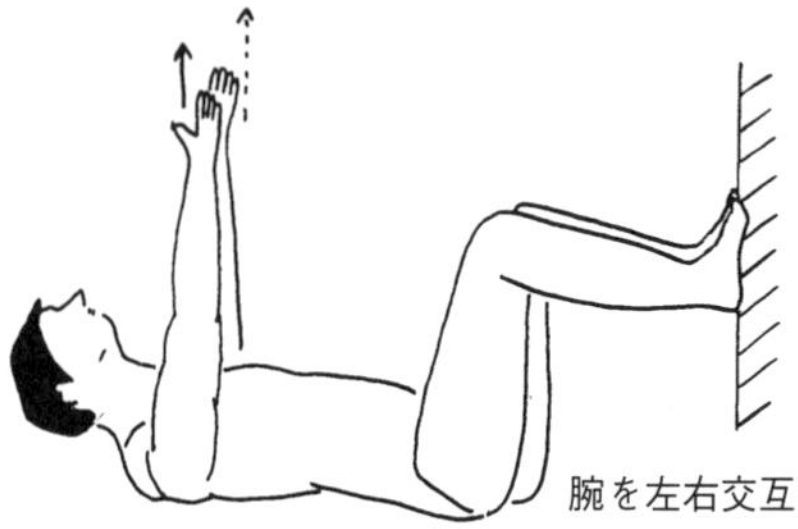

腕を左右交互に押し伸ばす

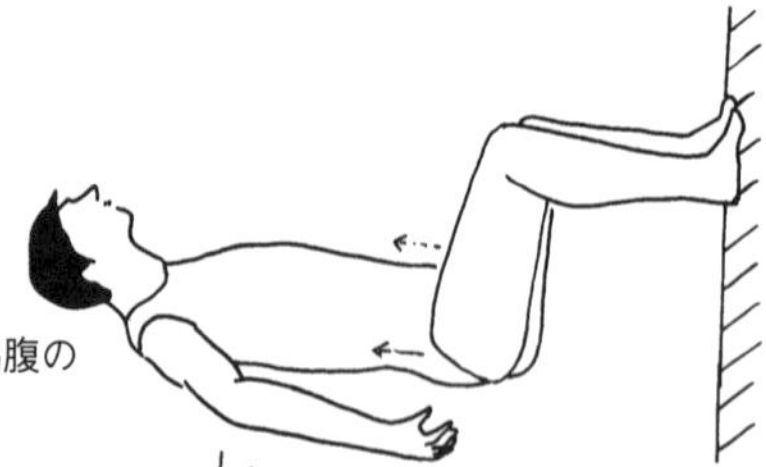

骨盤（お尻）を左右交互に脇腹の
方へ引きつける

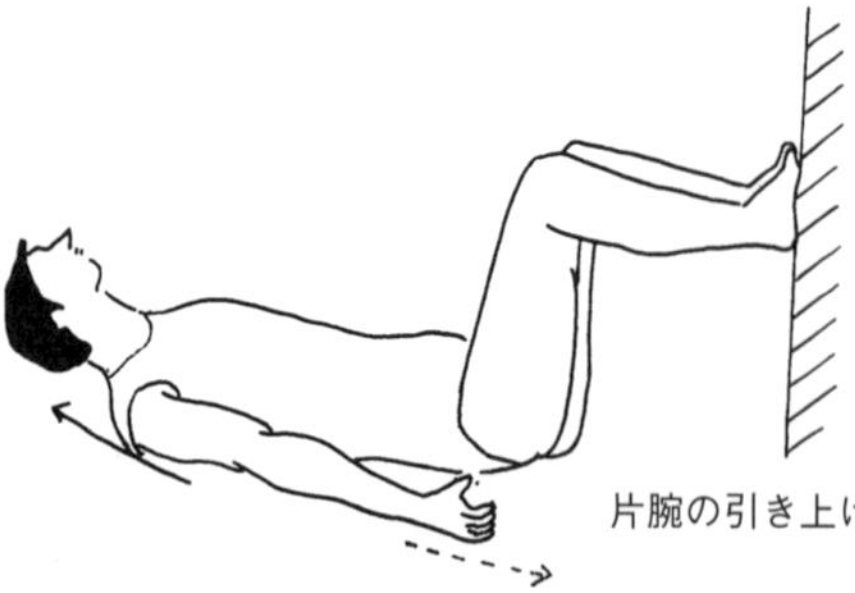

片腕の引き上げと押し下げ

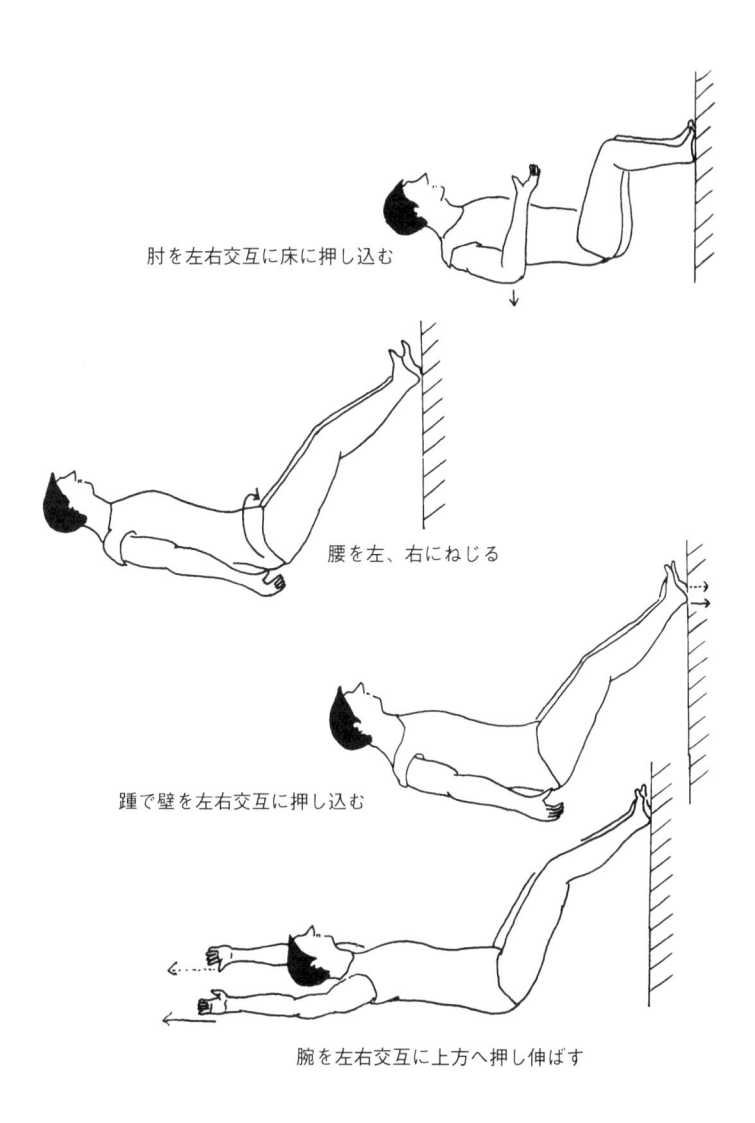

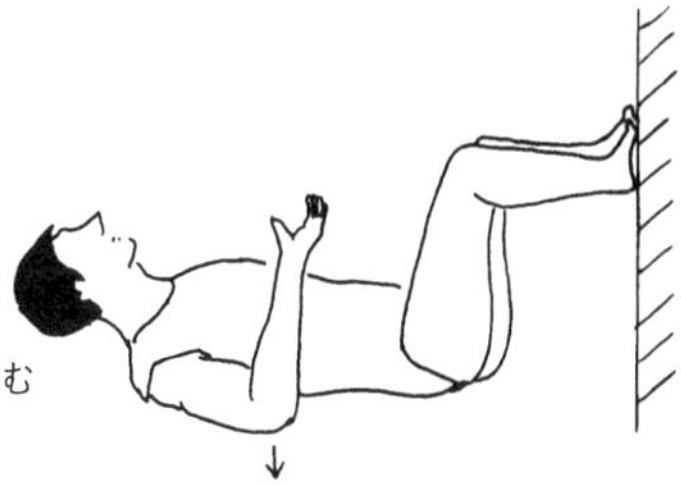

肘を左右交互に床に押し込む

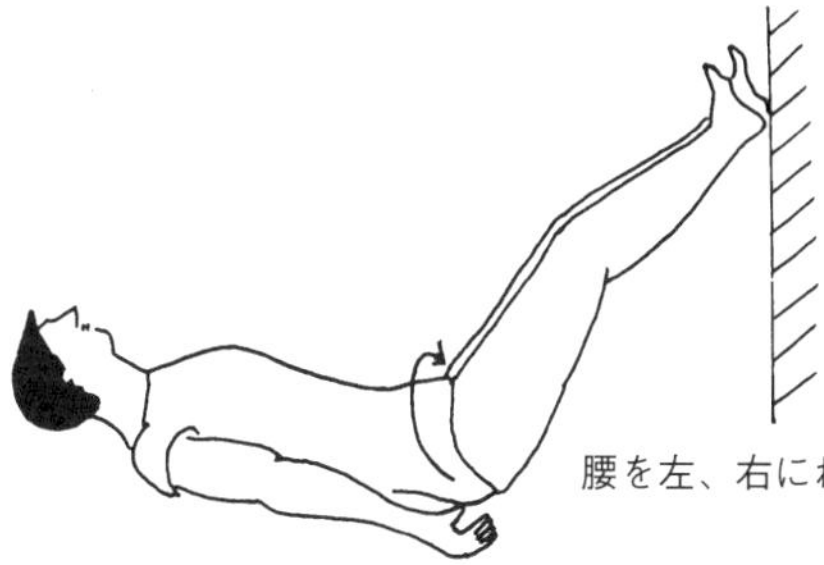

腰を左、右にねじる

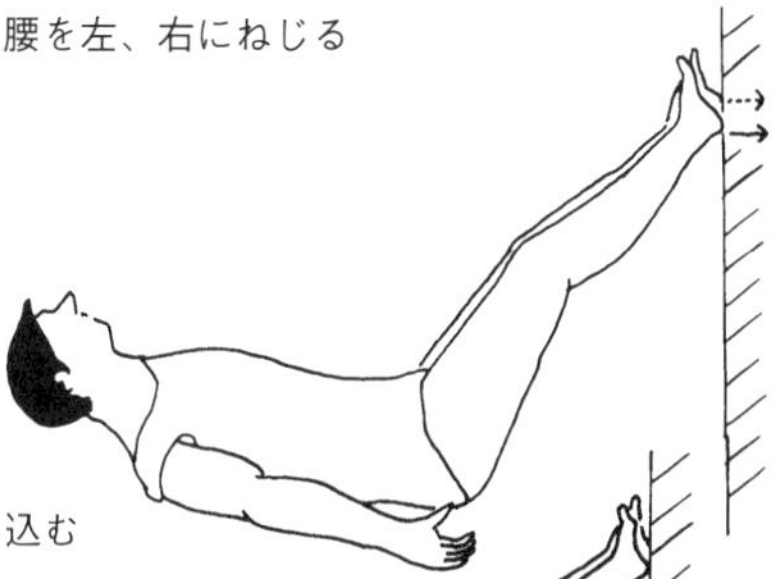

踵で壁を左右交互に押し込む

腕を左右交互に上方へ押し伸ばす

壁を利用しての操法（2）座位

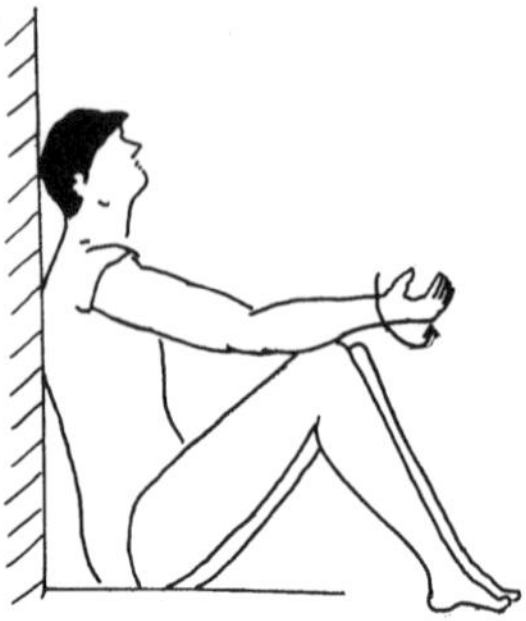

手首は膝に付けて、左右交互に
手の平を外側へ回す

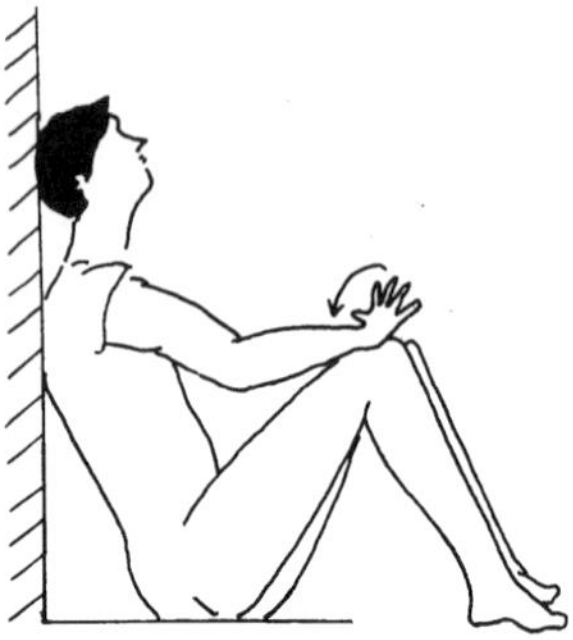

手首は膝に付けて、左右交互に
手の平を背屈（反らす）

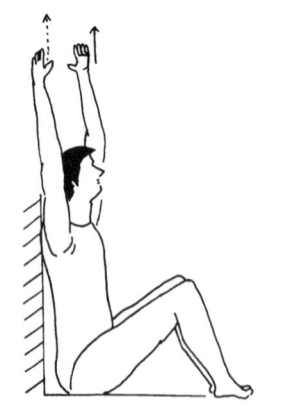

腕を真上に左右交互に押し伸ばす

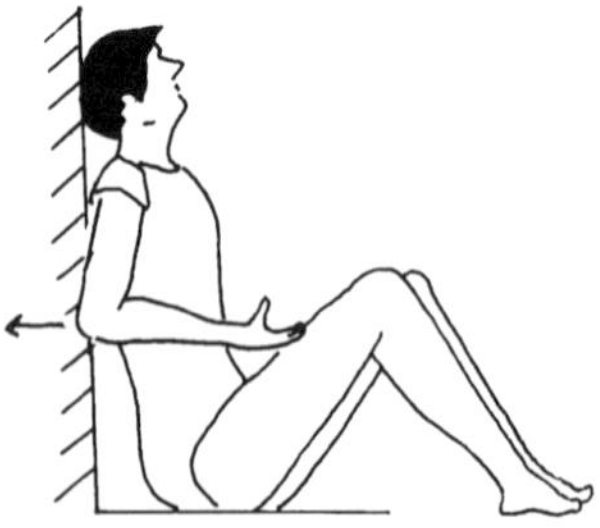

肘を左右交互に壁に押し込む

操法は気持ちのよい方を行ないましょう。

お尻は壁から離し、背中が壁に当たっているようにしましょう。

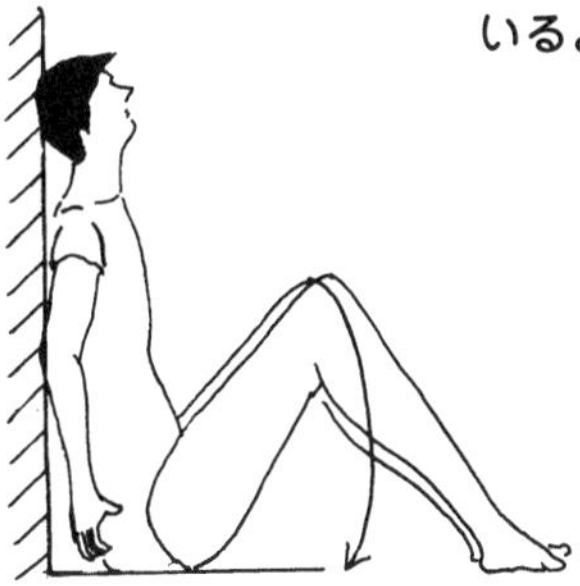

両膝を軽く左、右に倒す

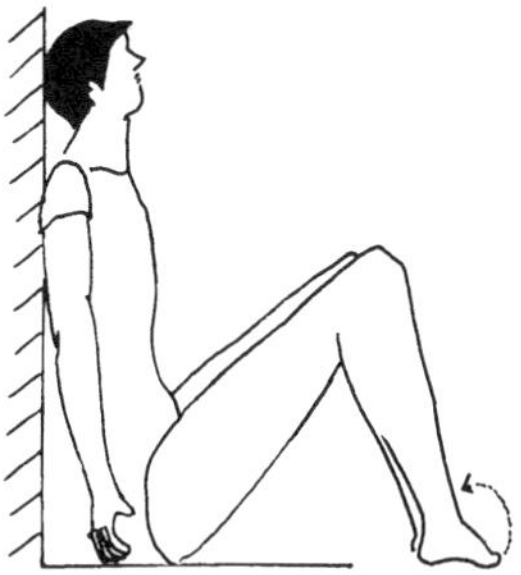

つま先がスネに向くように、
左右交互に反り上げる

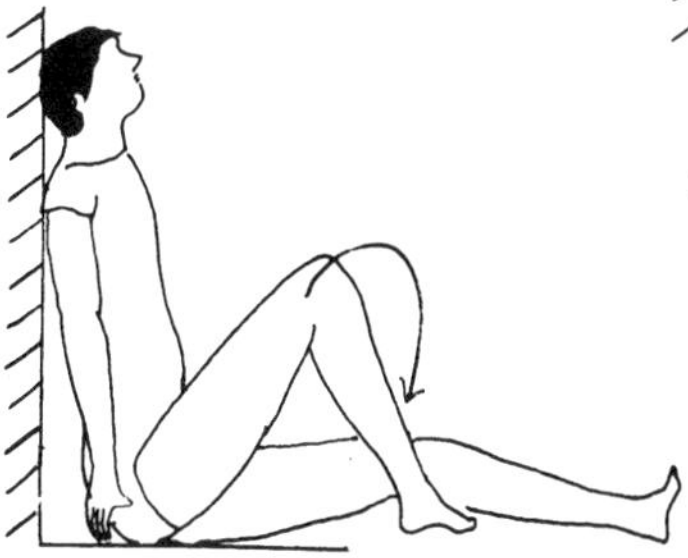

壁に寄りかかり片膝を立て、
内側に倒す（左右交互に）

壁を利用しての操法（3）伸身位

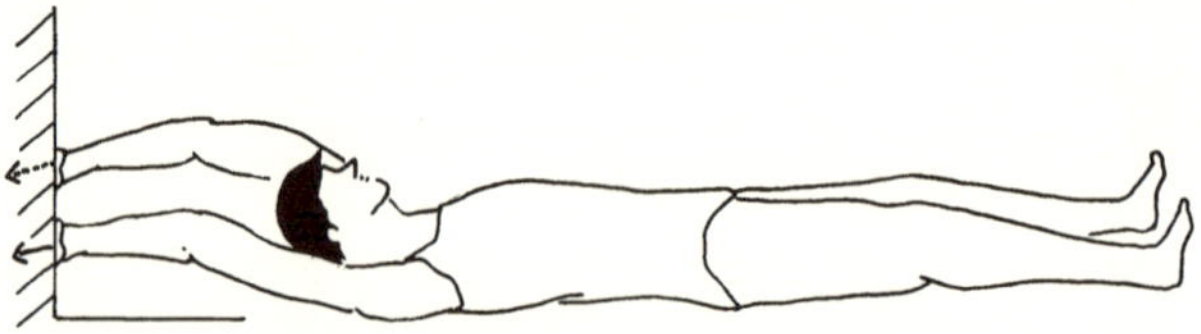

両手を壁に付け、手首を左右交互に壁へ押し込む

ワンポイント・ここが大切⑪
手で壁を押し込むときは、腕→肩→背中→首→腰→お尻（骨盤）→下肢が伸びるように表現しましょう。
そのとき、手の内側（親指側）で押し込んだ動きの感じと、手の外側（小指側）でした動きの感じが違う場合が多く、もちろん気持ちよさも違ってくることがあります。

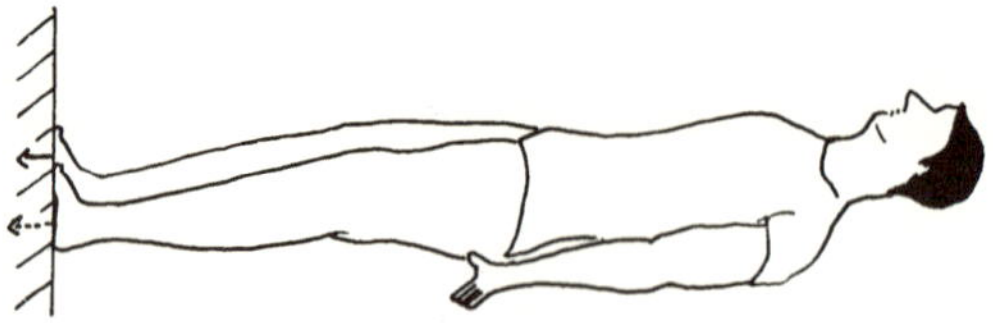

両足の裏を壁に付けて、左右交互に壁を押し込む

ワンポイント・ここが大切⑫
足の裏の皮膚感覚は大変微妙です。足の裏で壁を押し込むときは、次のようなことに気をつけてみましょう。
①踵で押し込むとき、踵の内側と外側で押し込んでみましょう。
②つま先で押し込むとき、足の親趾側と小趾側でやってください。
③足の裏内側全体と、外側全体で押し込んでみましょう。
やってみると、気持ちよさがまるで違うのがわかるでしょう。

① 左手で壁を押し込みながら右膝を押し出す
② 右手で壁を押し込みながら左膝を押し出す

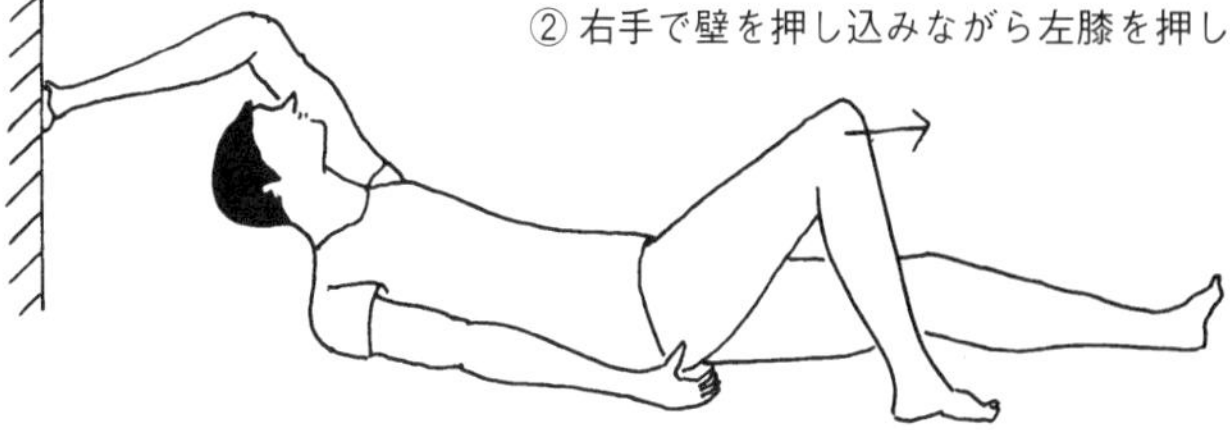

① 右手で壁を押し込みながら右膝を押し出す
② 左手で壁を押し込みながら左膝を押し出す

足は固定位で！

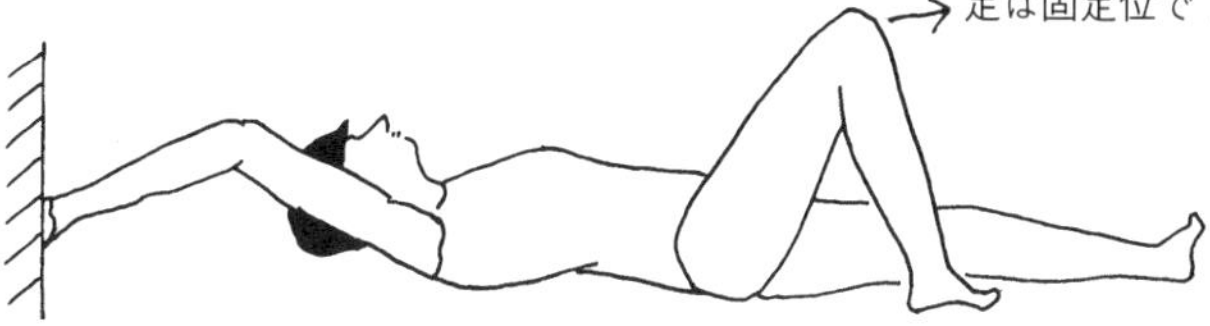

左手で膝を押し込みながら
右膝を上腹部に引き寄せる

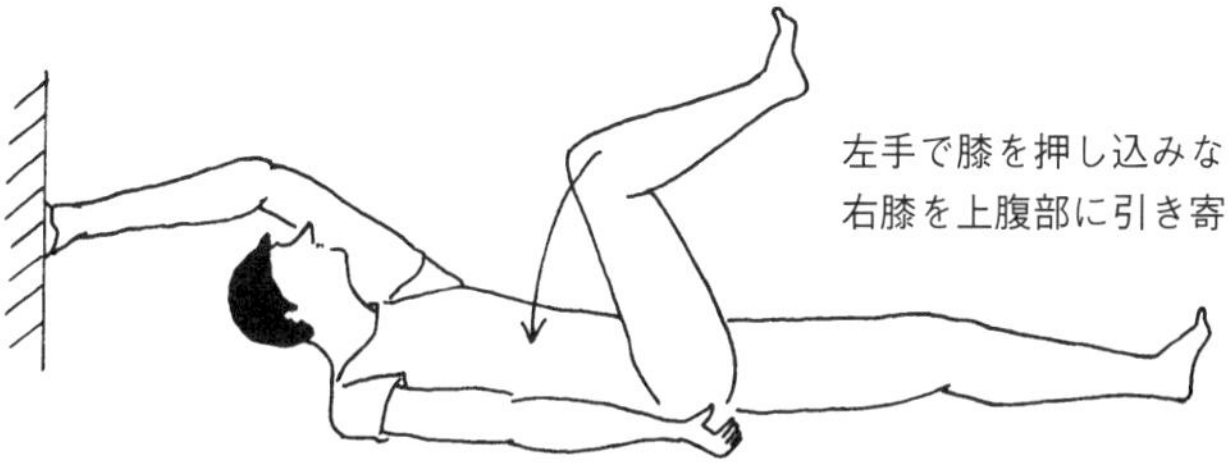

右手で壁を押し込みながら
左膝を上腹部に引き寄せる

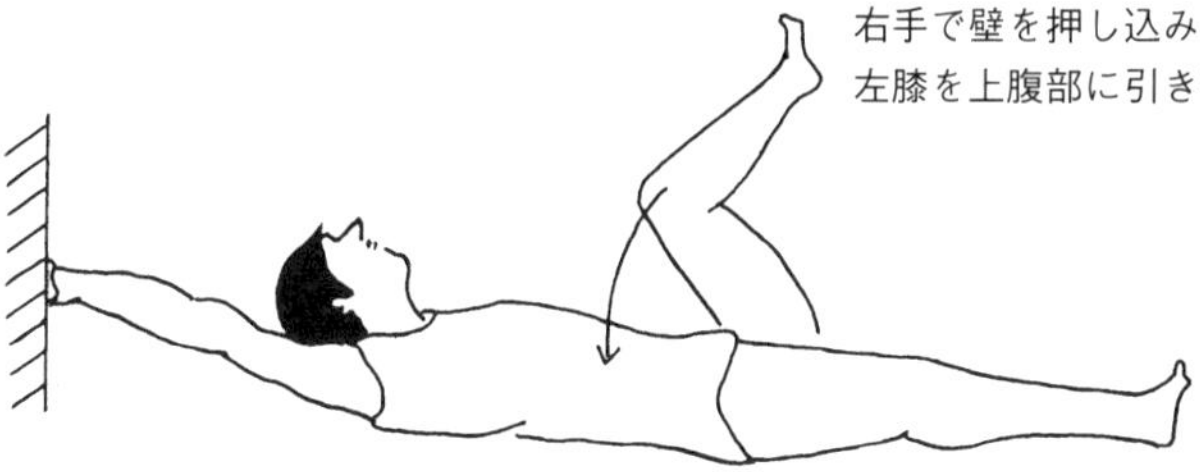

ワンポイント・ここが大切 ⑬

膝を上腹部へ引き寄せるとき、お尻が軽く浮いてお腹がしまり、腹圧が高まるように表現しましょう。

① 右手で軽く壁を押し込みながら両膝を右側に倒す
② 左手で軽く壁を押し込みながら両膝を左側に倒す

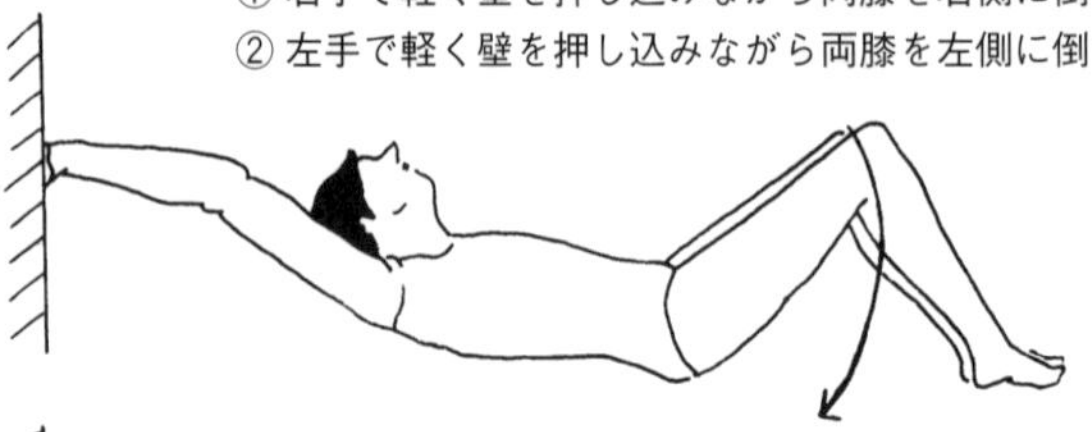

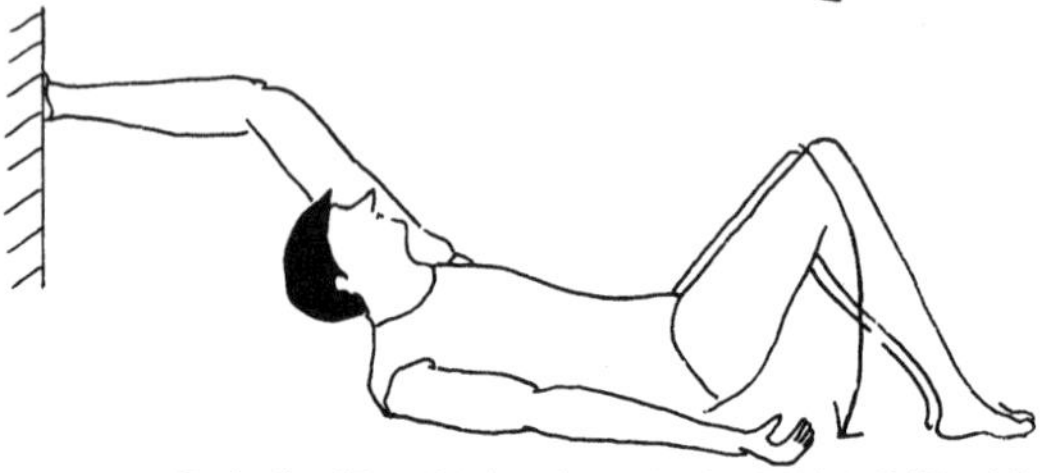

① 左手で軽く壁を押し込みながら両膝を右側に倒す
② 右手で軽く壁を押し込みながら両膝を左側に倒す

ワンポイント・ここが大切⑭
腰と首の連動する気持ちよさが決め手。
手足の力を加減して試してみましょう。

① 右手で軽く壁を押し込みながら右膝を内側へ倒す
② 左手で軽く壁を押し込みながら左膝を内側へ倒す

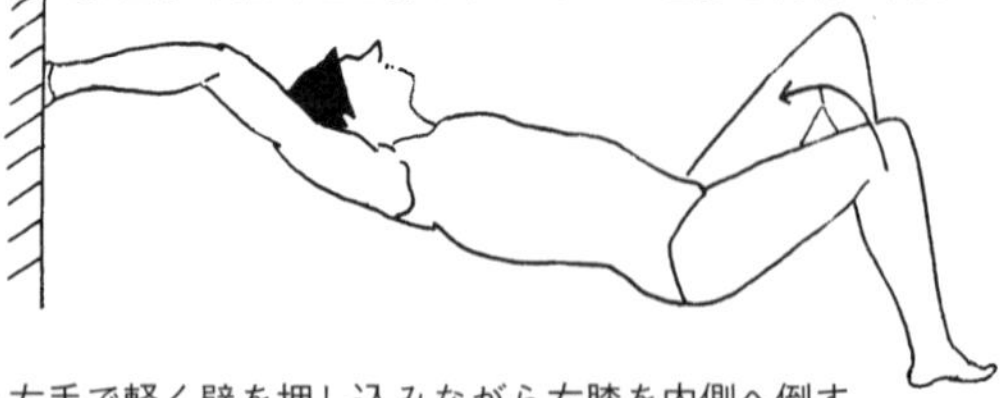

① 左手で軽く壁を押し込みながら右膝を内側へ倒す
② 右手で軽く壁を押し込みながら左膝を内側へ倒す

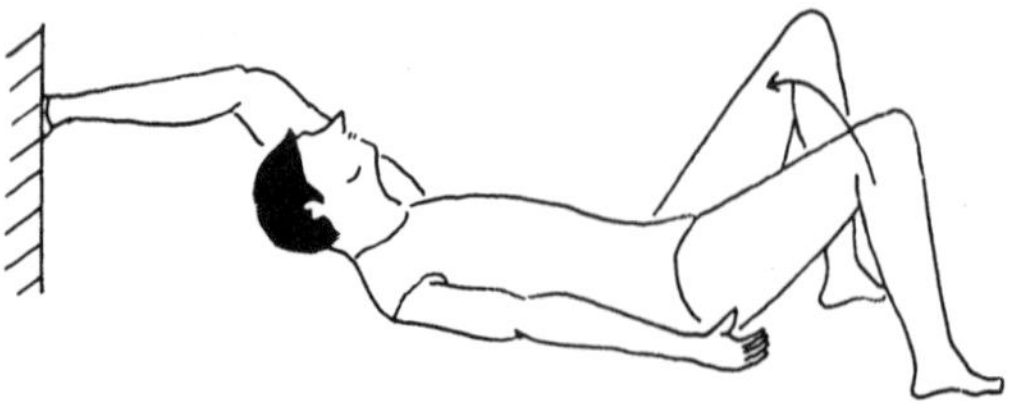

ワンポイント・ここが大切⑮
両足・両膝は無理のない範囲で
大きく開き、手足の力を加減し
て試してみましょう。

左右の手の押し込む力を加減しながら……。

ワンポイント・ここが大切 ⑯
骨盤を右外側に押し込んで確認したら元の中央の位置にゆっくり戻し、今度は左外側に確認してみましょう。

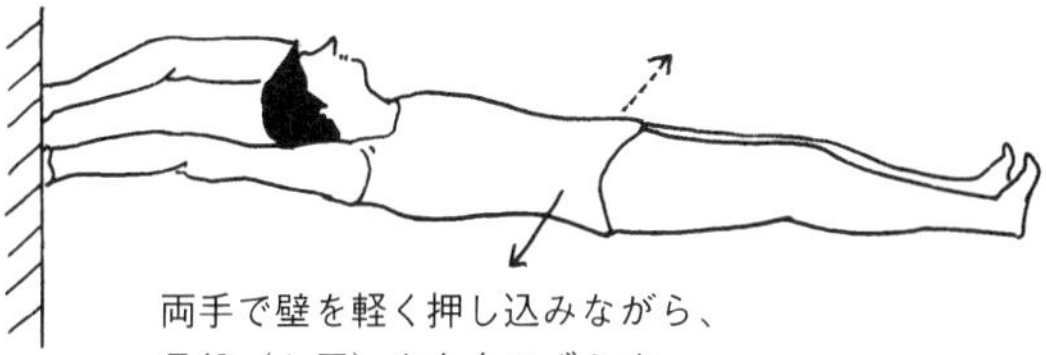

両手で壁を軽く押し込みながら、
骨盤（お尻）を左右にずらす

ワンポイント・ここが大切 ⑰
膝を押し出すときは、足は固定位で踵で床を踏み込むようにすると充実してきます。

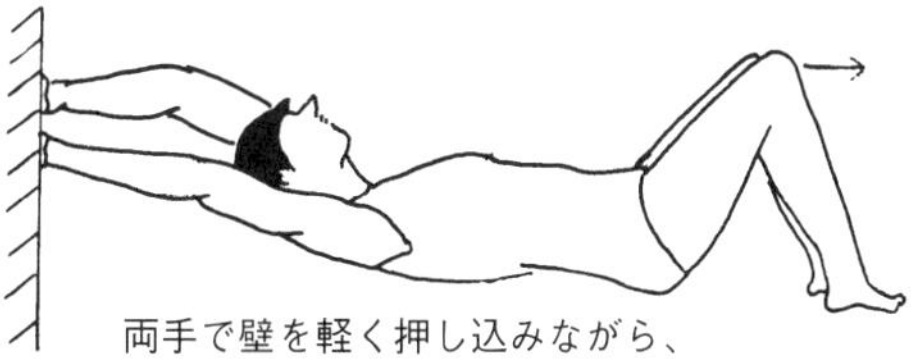

両手で壁を軽く押し込みながら、
膝を左右交互に押し出す

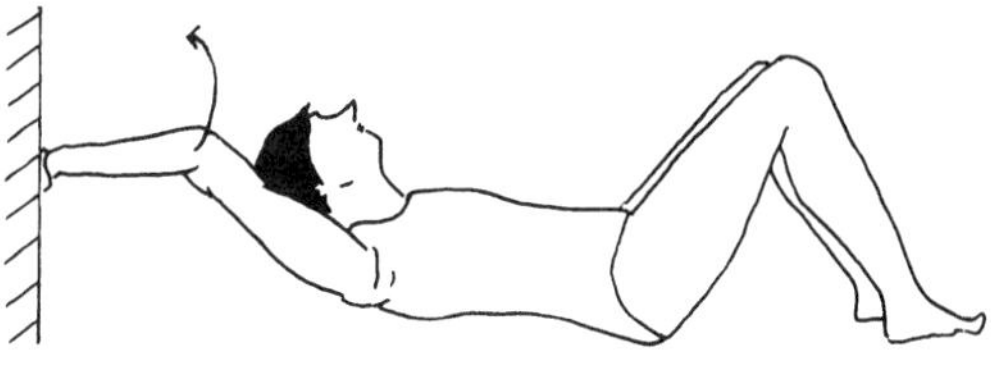

手首を支えにして、肘を真上（天井）に伸ばす

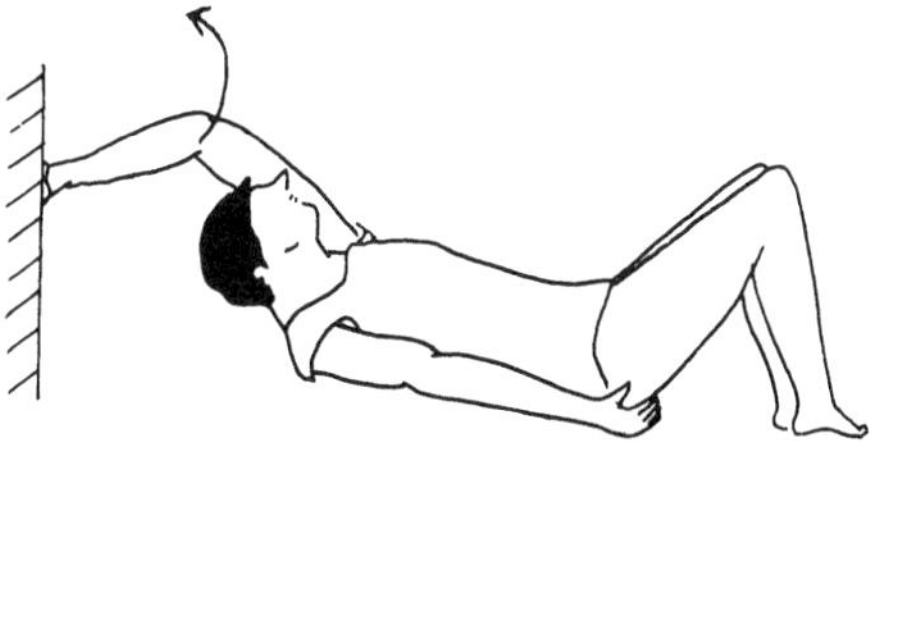

ワンポイント・ここが大切 ⑱
手を壁に当てる場合に、肘の角度を十分ゆるめにとれるように、ポジションを調整してみましょう。

仰臥位で行なう操法

ワンポイント・ここが大切⑲
肘を床に押し込んでいくと、肩が浮いてきます。手の平を外側へ回すと、脇が締り腰がねじれてきます。

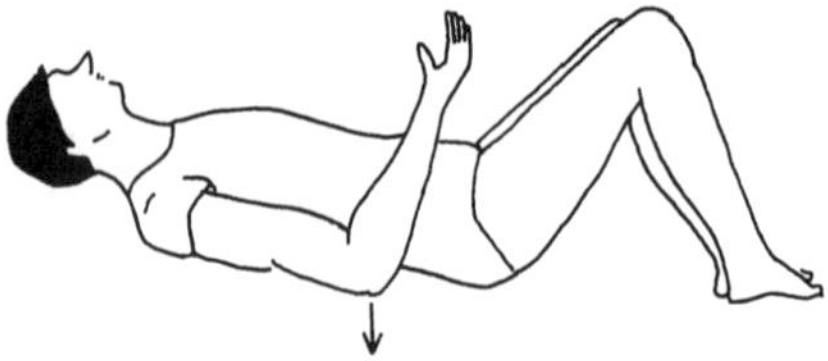

肘を床に左右交互に押し込む

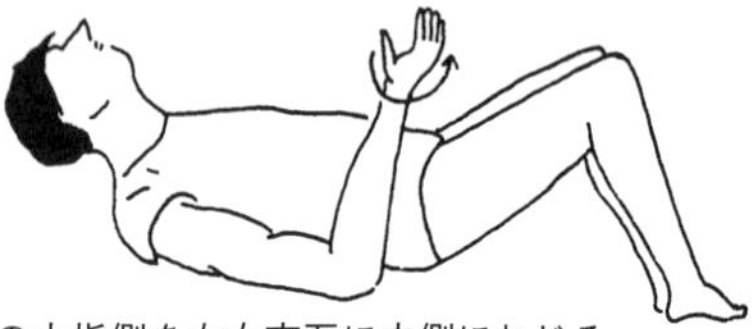

手の小指側を左右交互に内側にねじる

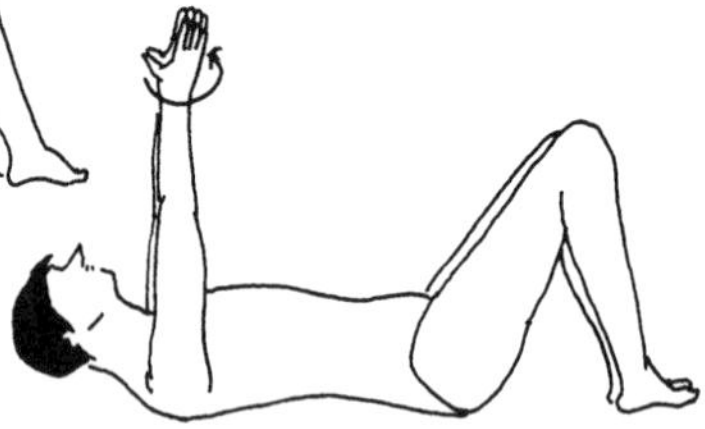

ワンポイント・ここが大切⑳
指先の動きを目線でとらえながら、腕を真上へ押し伸ばしましょう。背中→腰→下肢と連動するように、そしてより気持ちよく動けるよう工夫しましょう。

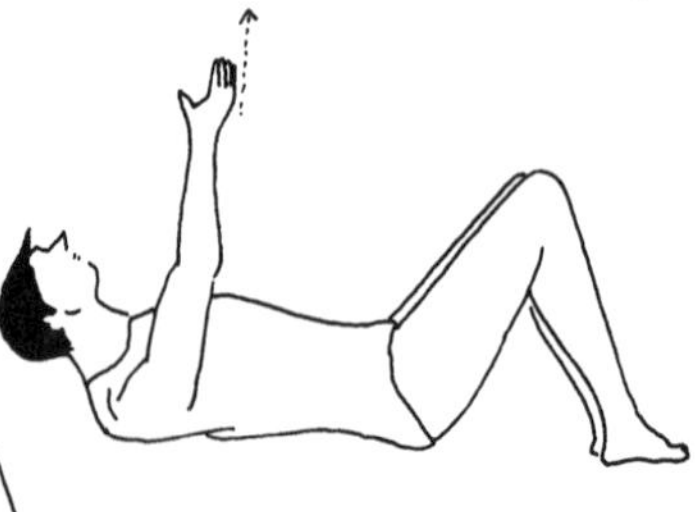

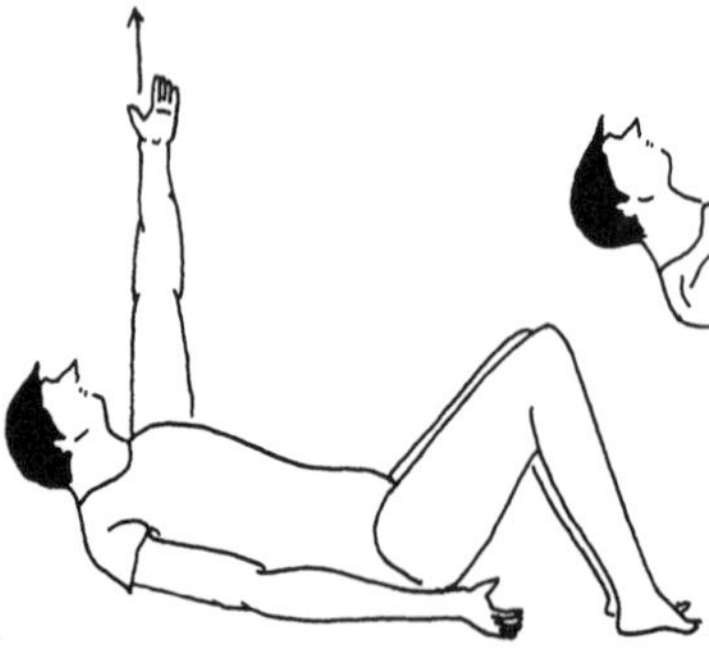

腕を真上（天井）に左右交互に押し伸ばす

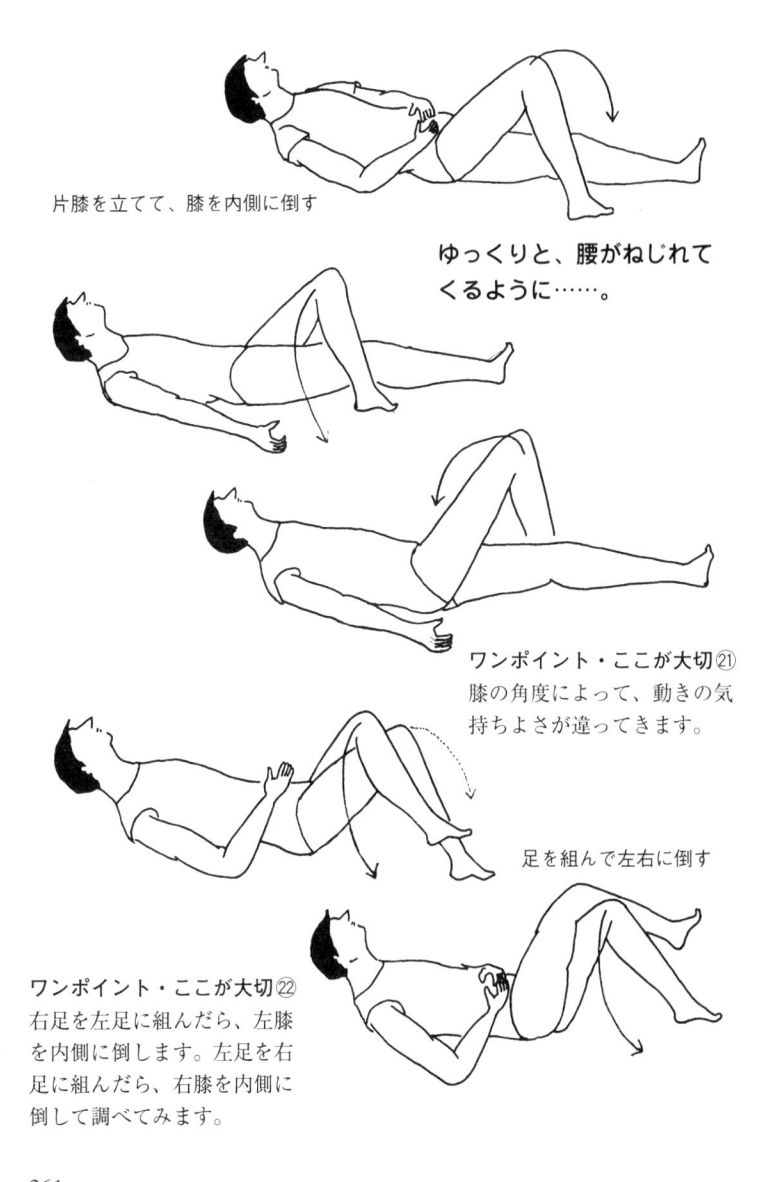

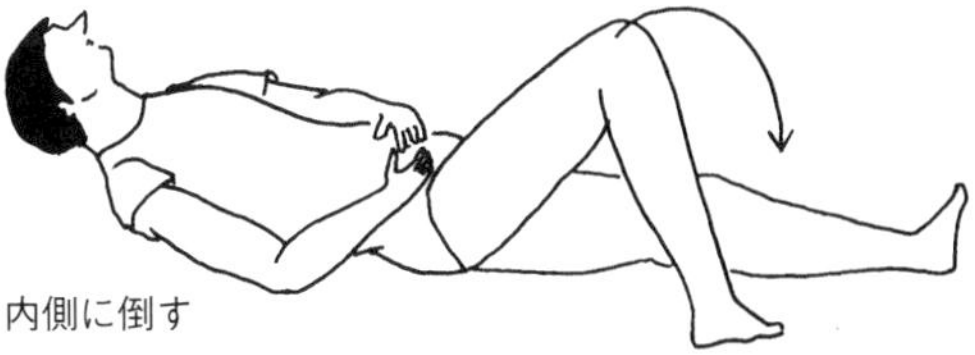

片膝を立てて、膝を内側に倒す

ゆっくりと、腰がねじれてくるように……。

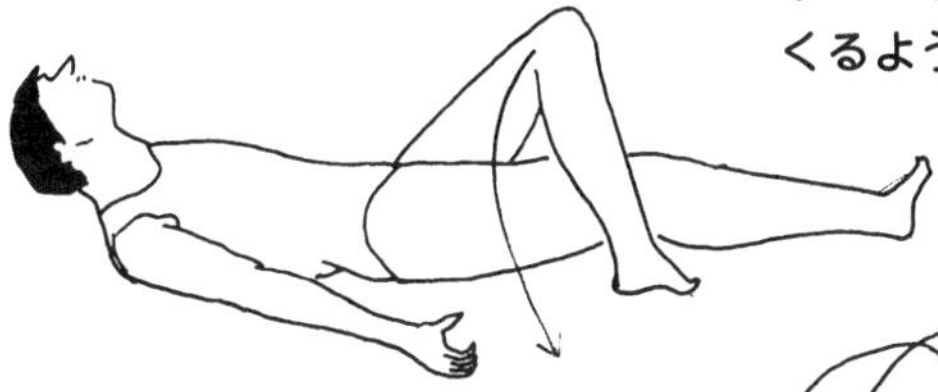

ワンポイント・ここが大切㉑
膝の角度によって、動きの気持ちよさが違ってきます。

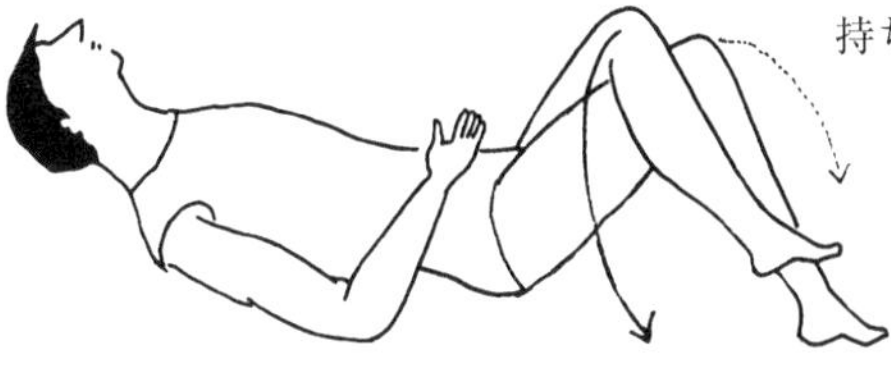

足を組んで左右に倒す

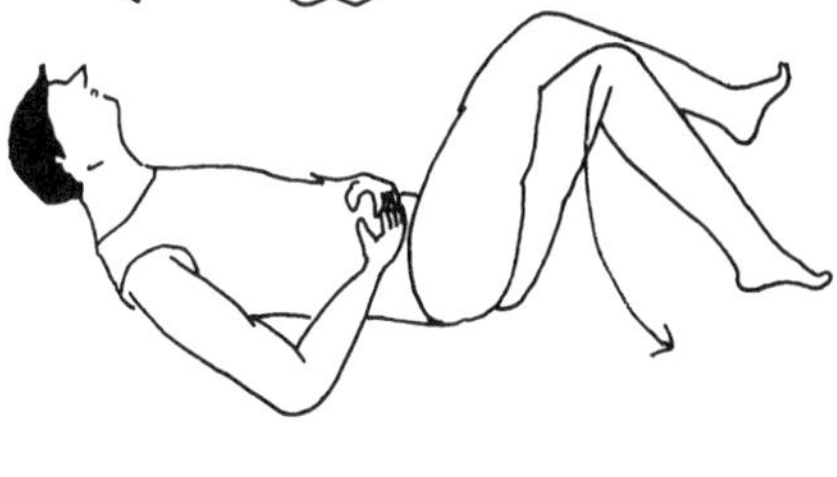

ワンポイント・ここが大切㉒
右足を左足に組んだら、左膝を内側に倒します。左足を右足に組んだら、右膝を内側に倒して調べてみます。

苦痛な動きはやめ、気持ちのいい動きを……。

ワンポイント・ここが大切㉓
膝が内側に倒れてきたら、腰と背中が伸びるように表現しましょう。

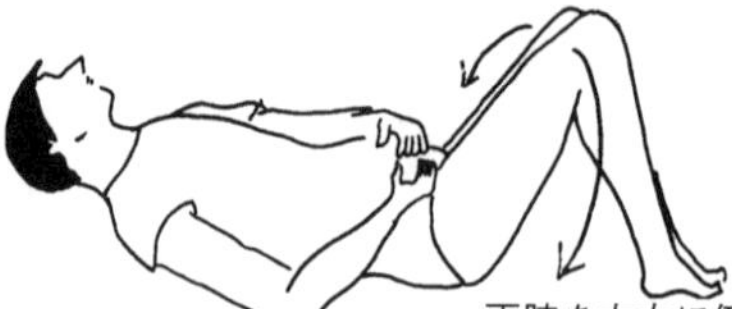

両膝を左右に倒す

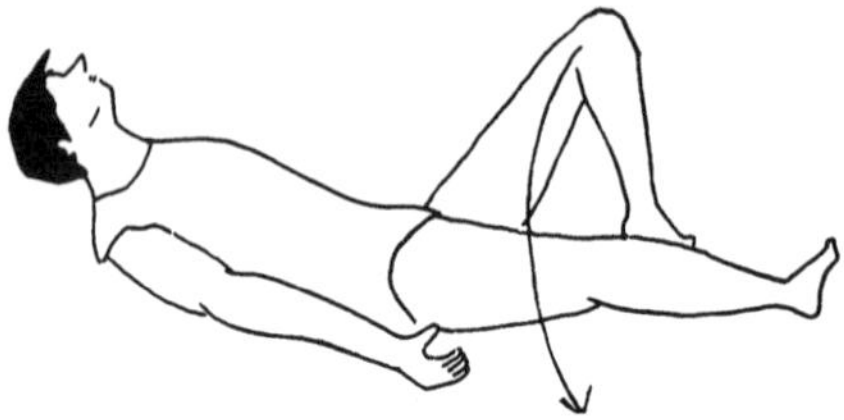

片足を反対側の膝の上に乗せて、膝を内側に倒す（左右交互に確認）

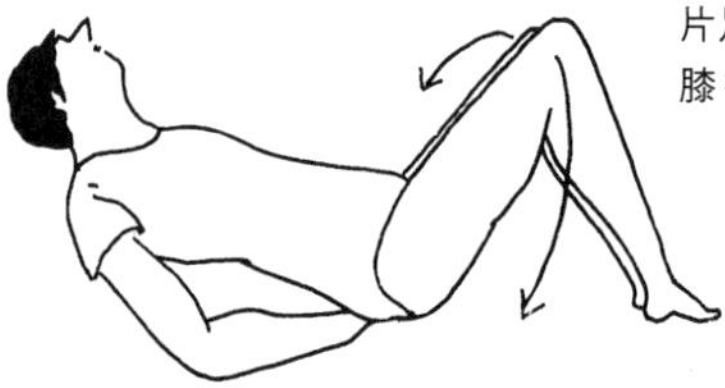

手をお尻の下に置き、両膝を左右に倒す

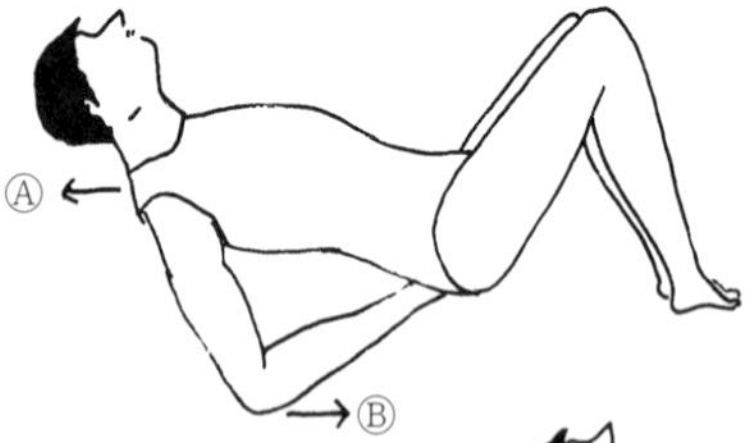

手をお尻の下に置いて、
Ⓐ腕が伸びるように肩を引き上げる
Ⓑ肘を足の方へ押し下げる

ワンポイント・ここが大切㉔
下の四つの操法は、固定された手を上手に利用しましょう。

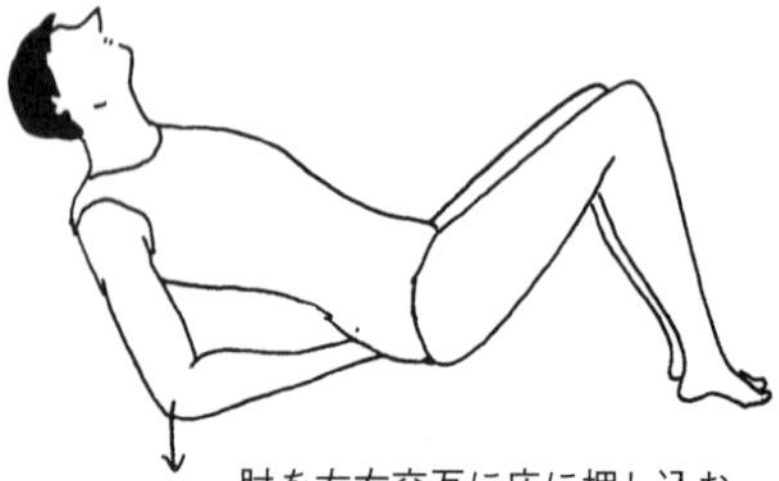

肘を左右交互に床に押し込む

ワンポイント・ここが大切㉕
肩が浮いてきたら、うまく首と腰を使って、からだ全身で表現しましょう。

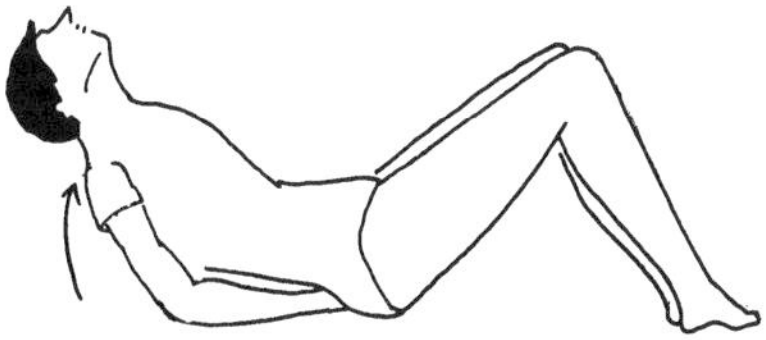

ワンポイント・ここが大切㉖
肩が浮いてきたら、肘で床を軽く押し込むと効果的。背中や背骨、首、腰も動いてきます。

手をお尻の下に置き、肩を左右交互に真上（天井）に持ち上げる

肘を真上（天井）に向けて左右交互に押し上げる

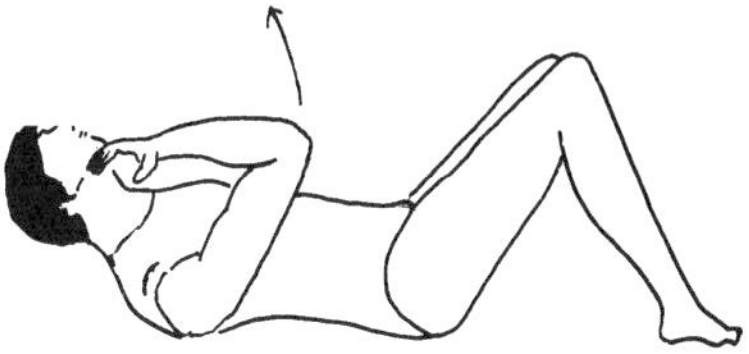

手首をモモに当てて、手の平を左右交互に反らせる

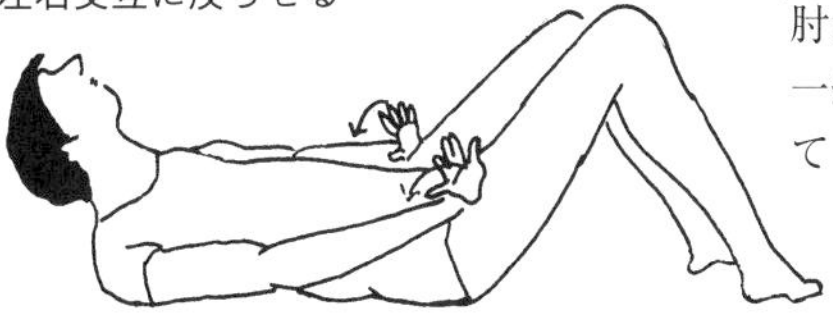

ワンポイント・ここが大切㉗
肘が真上に伸びてきたら、肩も一緒に押し、背中は床から浮いてきます。

ワンポイント・ここが大切㉘
押し込まれるモモは固定したままで、押し込む手の平が膝の方へズレないよう注意。手首を押し込んでいくと肘が伸び、肩、背中、腰も動きます。

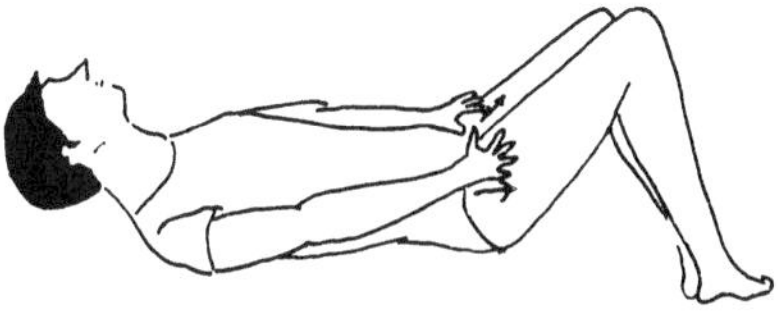

片方ずつ交互に、手首をモモで押し込む

ワンポイント・ここが大切㉙
末端の動きは、その関節だけの動きにならないように、他の関節も有効に使って、連動性を十分に引き出すようにしましょう。

台に足をかけて行なう操法

台に足をかけて仰向けにポジションをとります。

ワンポイント・ここが大切㉚
腰と首を中心に、全身で動いてみましょう。

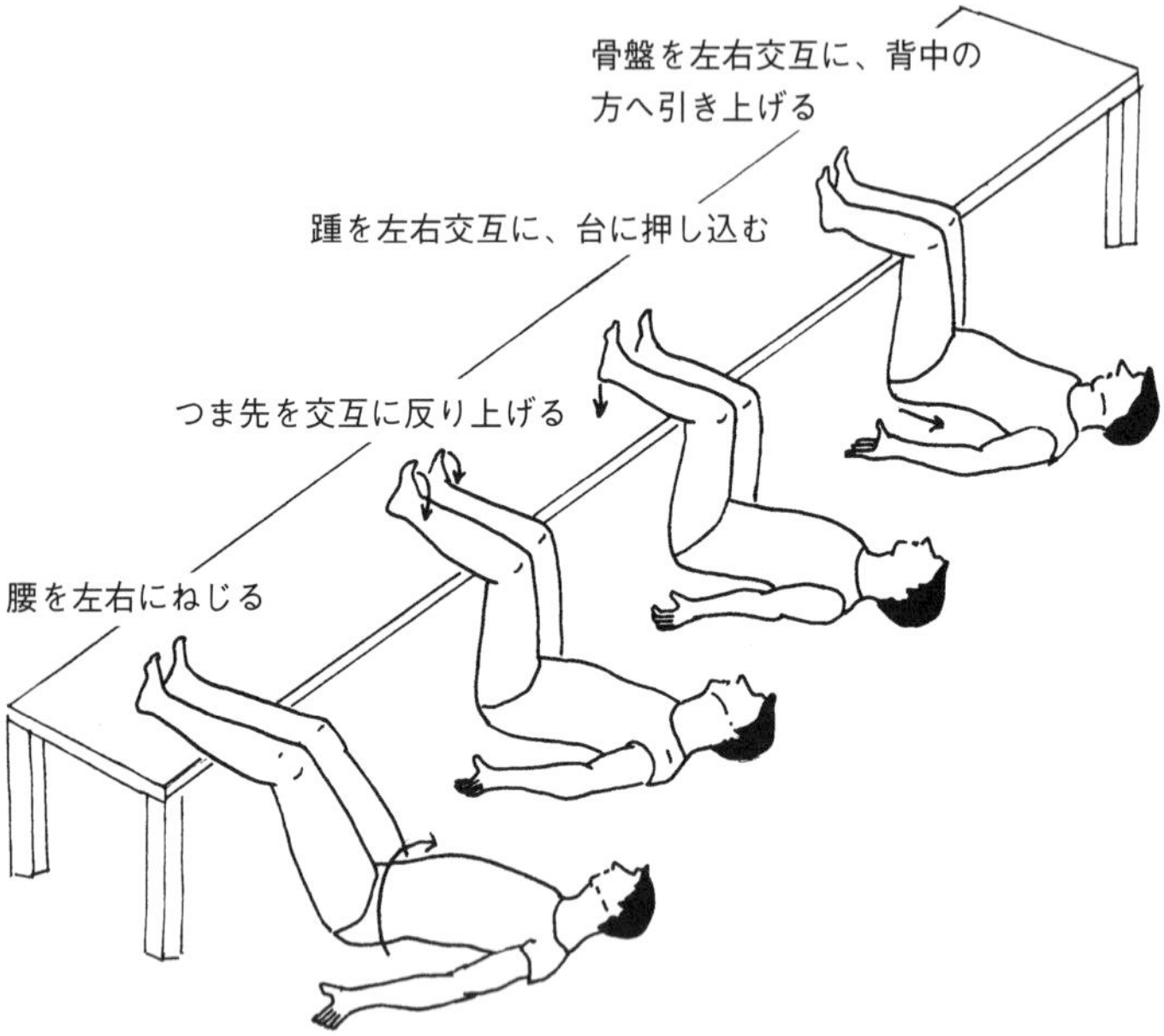

骨盤を左右交互に、背中の
方へ引き上げる
踵を左右交互に、台に押し込む
つま先を交互に反り上げる
腰を左右にねじる

操法は気持ちのよい方を行ないましょう。

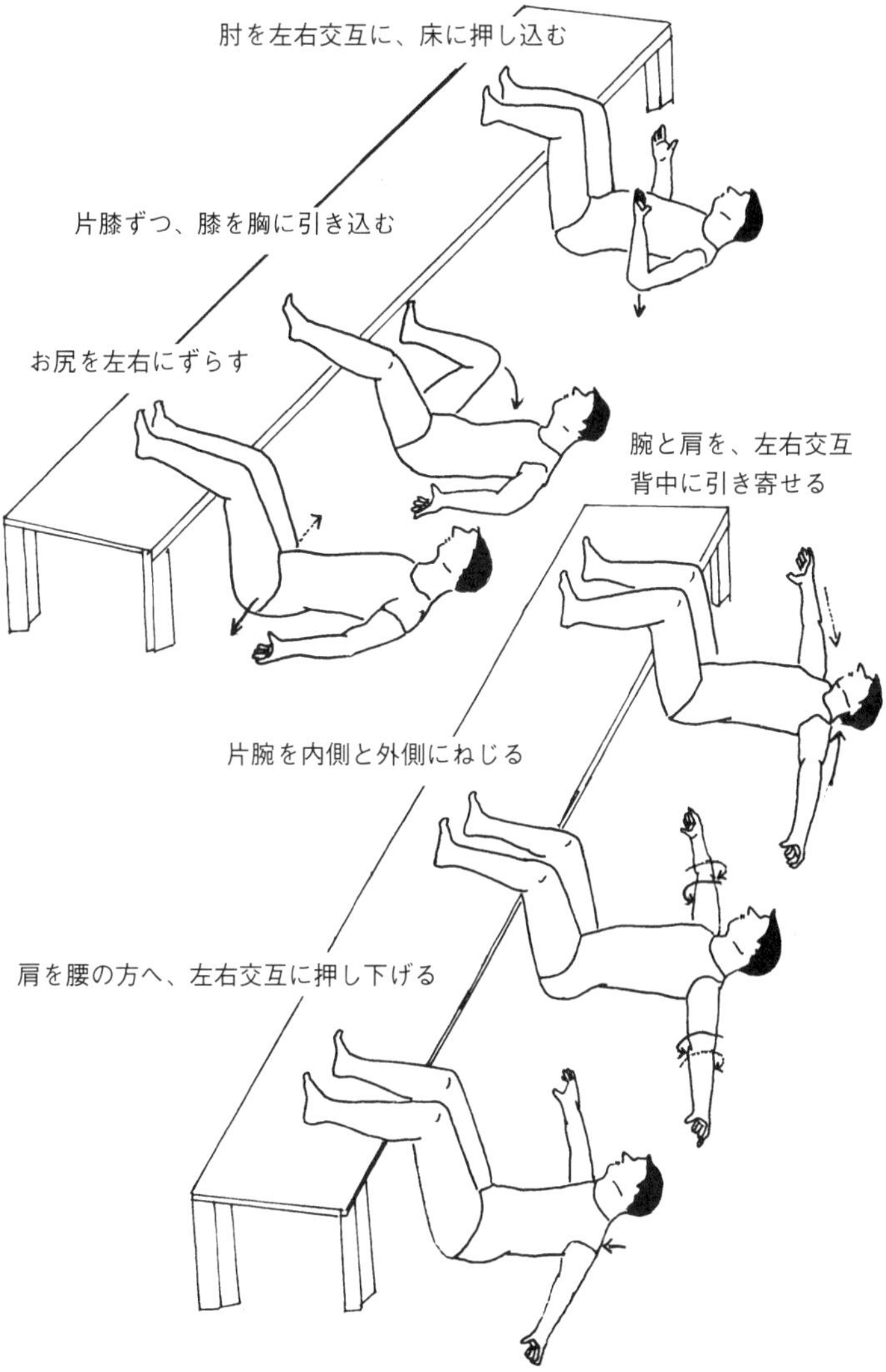
肘を左右交互に、床に押し込む
片膝ずつ、膝を胸に引き込む
お尻を左右にずらす
腕と肩を、左右交互
背中に引き寄せる
片腕を内側と外側にねじる
肩を腰の方へ、左右交互に押し下げる

ワンポイント・ここが大切㉛
不快な動きは無理してやらずに、気持ちのいい動きを気持ちよくやりましょう。

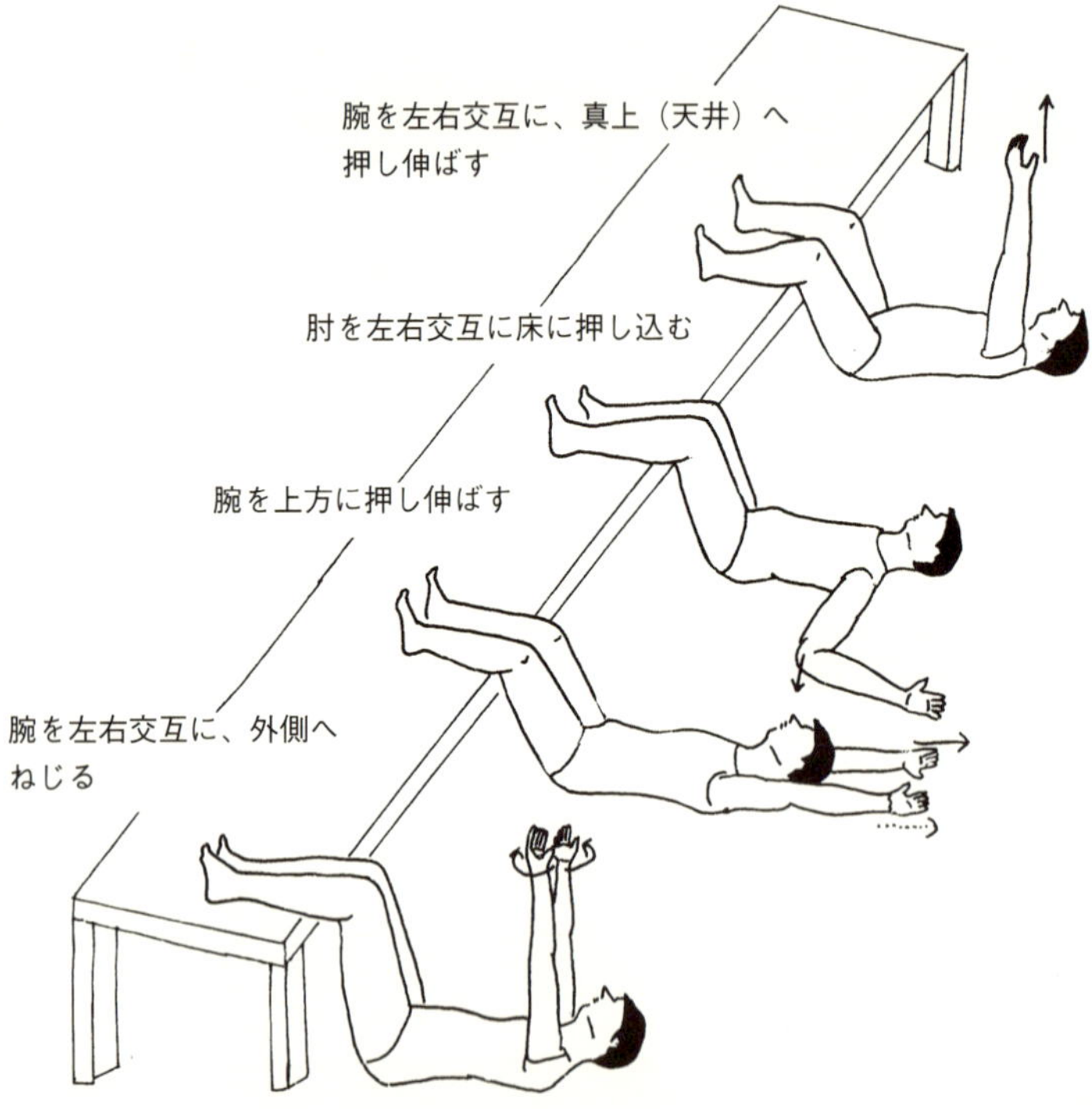

腕を左右交互に、真上（天井）へ押し伸ばす
肘を左右交互に床に押し込む
腕を上方に押し伸ばす
腕を左右交互に、外側へねじる

操法は気持ちのよい方を行ないましょう。

ワンポイント・ここが大切㉜
一度に欲ばってたくさんの操法を行なう必要はありません。よく自分のからだに聞いて、気持ちのいい範囲でやってください。

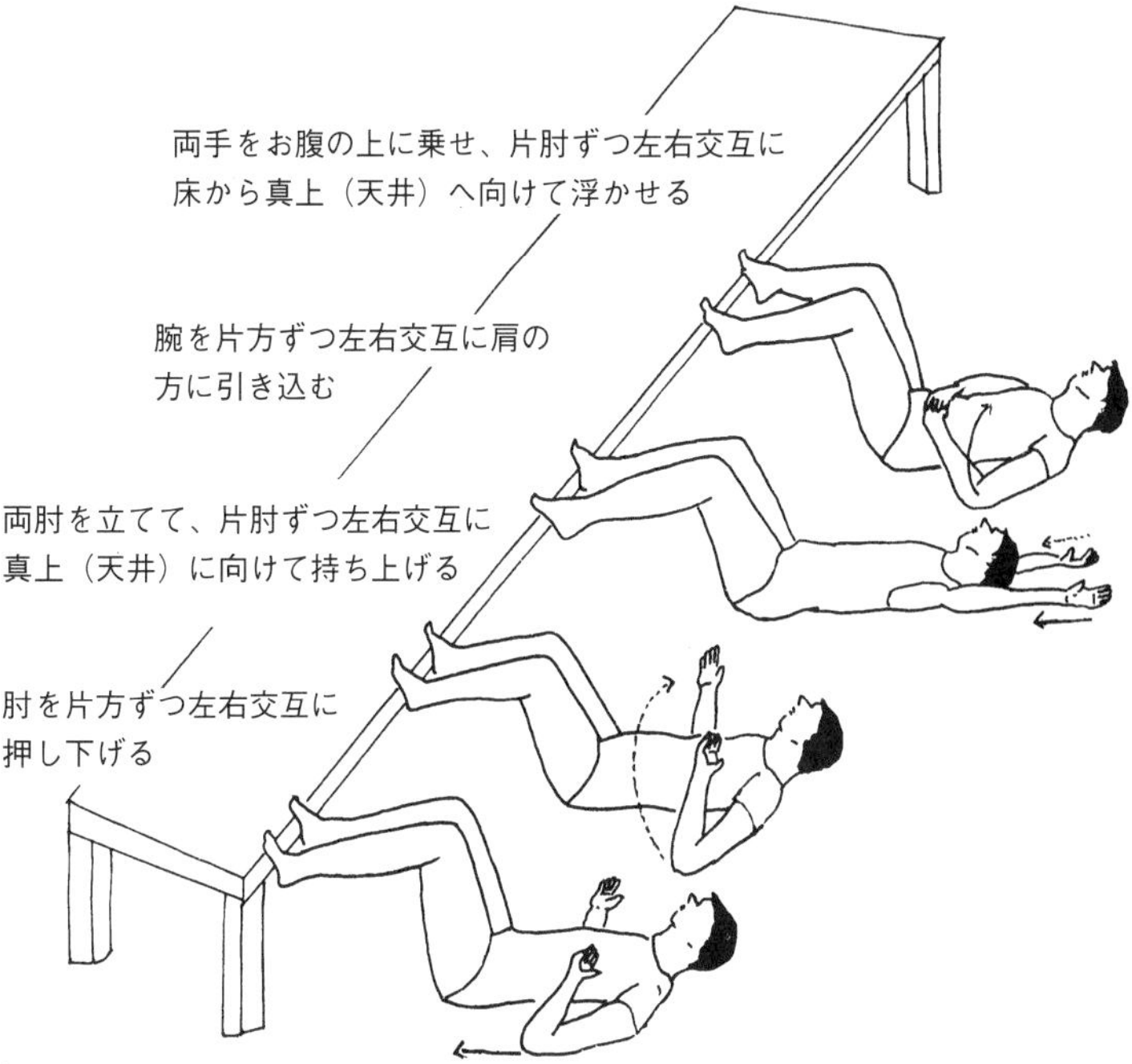
両手をお腹の上に乗せ、片肘ずつ左右交互に
床から真上（天井）へ向けて浮かせる
腕を片方ずつ左右交互に肩の
方に引き込む
両肘を立てて、片肘ずつ左右交互に
真上（天井）に向けて持ち上げる
肘を片方ずつ左右交互に
押し下げる

ワンポイント・ここが大切㉝
腕や肘の動きから、肩→背中→腰→下肢と、連動するように動いてみましょう。
左右の足の踏み加減も、いろいろ変化させてみましょう。

台のへりに両足を乗せ、四つんばいになって動いてみましょう。

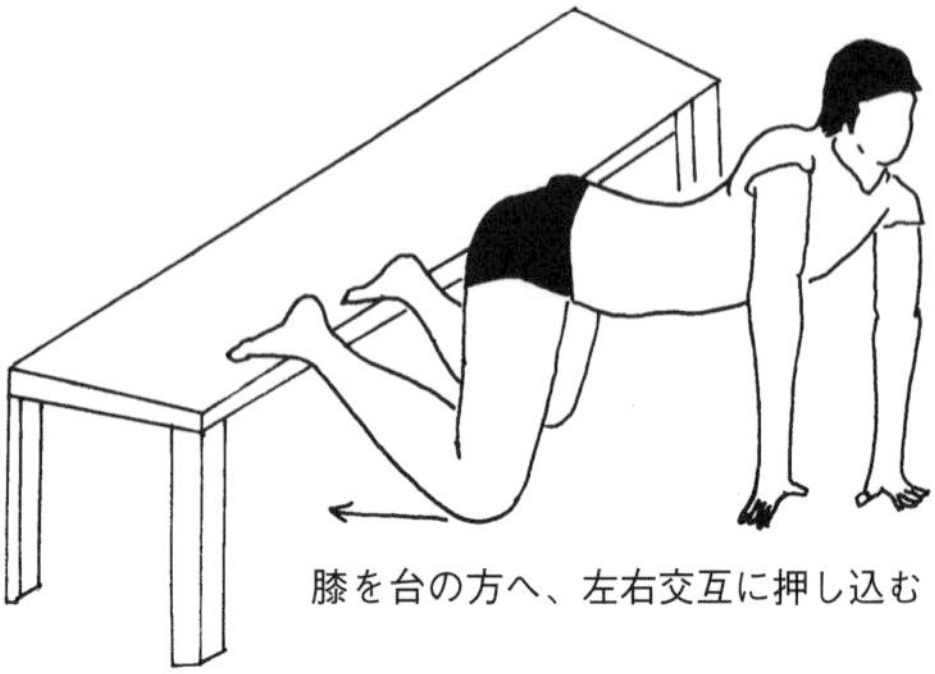

膝を台の方へ、左右交互に押し込む

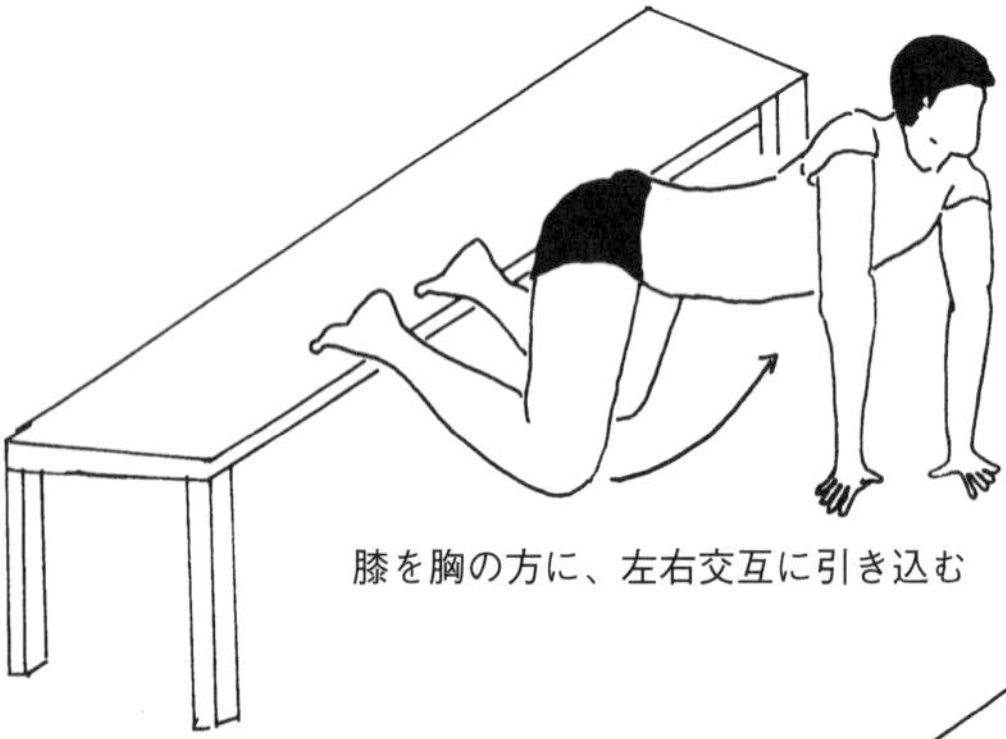

膝を胸の方に、左右交互に引き込む

ワンポイント・ここが大切㉞

からだを一つにして動きましょう。

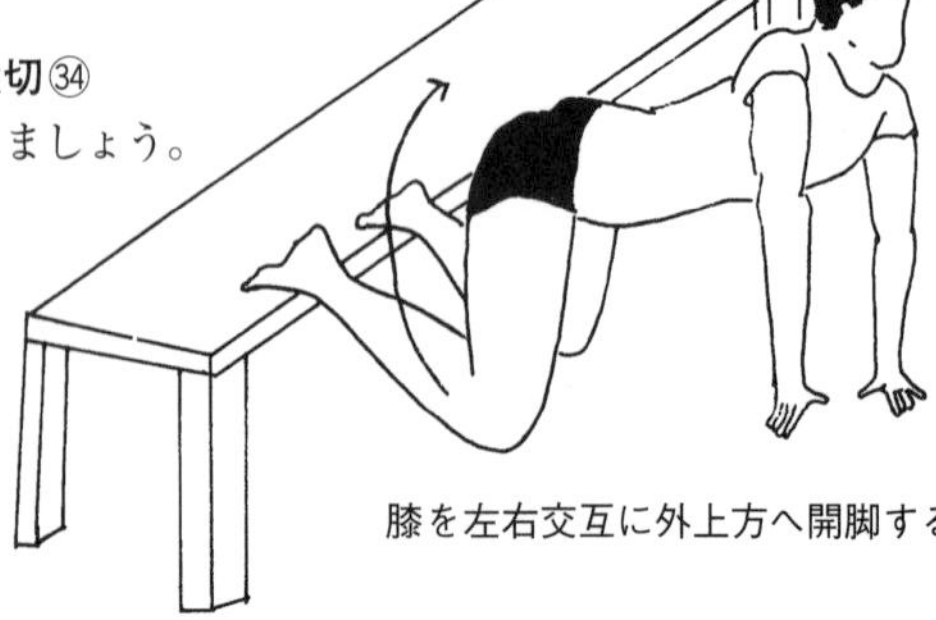

膝を左右交互に外上方へ開脚する

手と足の位置をいろいろ変えて、より気持ちのいい動きをしましょう。

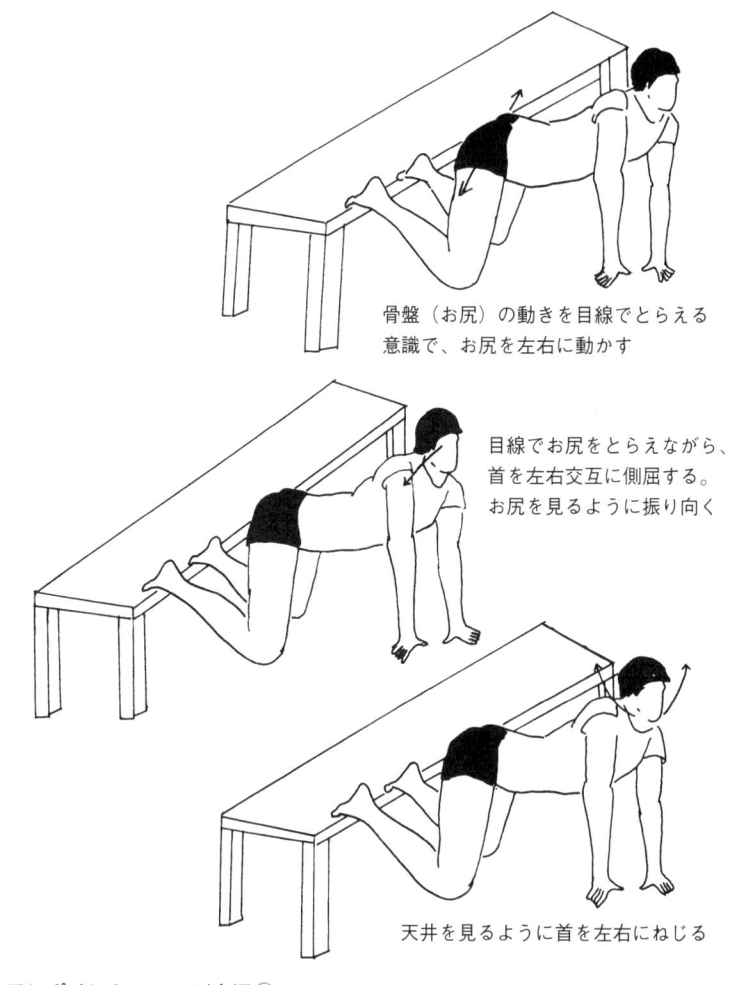

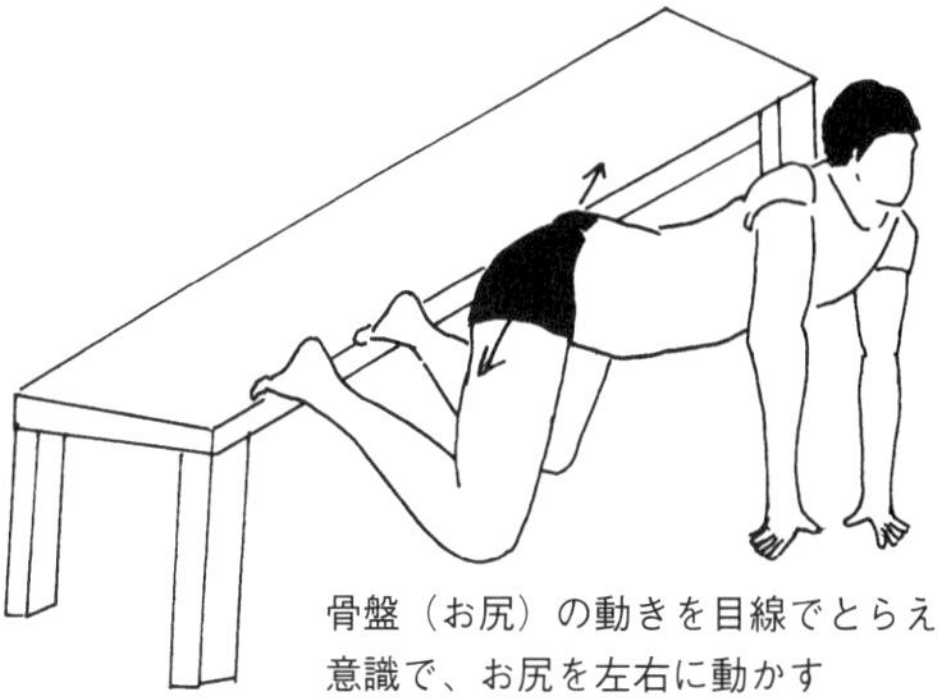

骨盤（お尻）の動きを目線でとらえる
意識で、お尻を左右に動かす

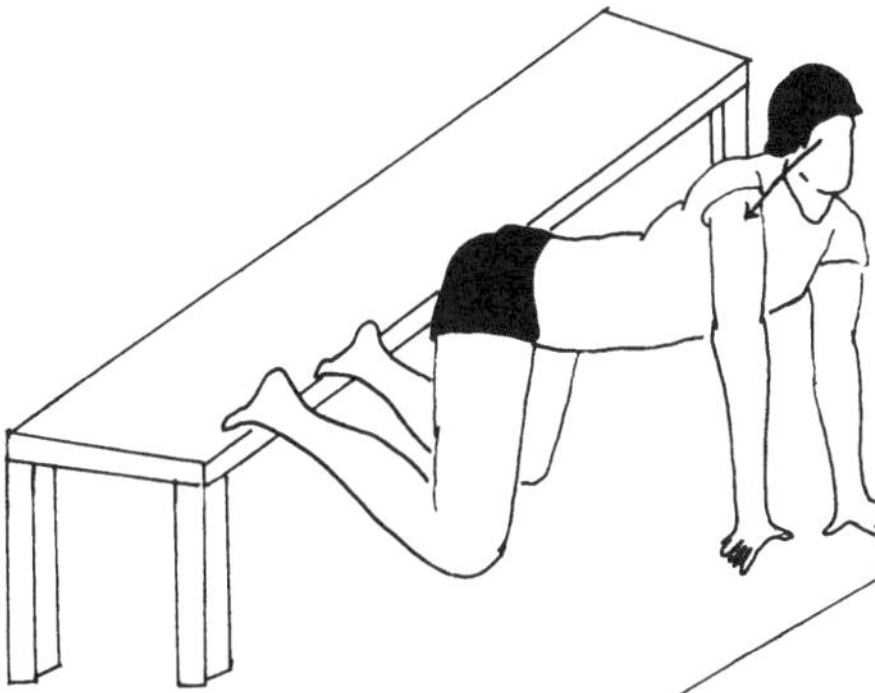

目線でお尻をとらえながら、
首を左右交互に側屈する。
お尻を見るように振り向く

天井を見るように首を左右にねじる

ワンポイント・ここが大切㉟

ねじる方の反対の肘は曲がり、背中→腰→下肢の連動も気持ちよく……。

椅子を使った腰掛位での操法

ワンポイント・ここが大切㊱
腕の前方、上方、後方への押し伸ばしのとき、腕や指の動きを目線でとらえて追いながら動くことが大切です。

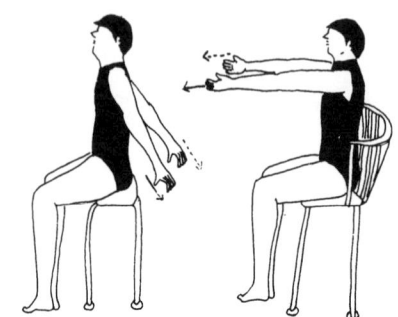

腕を斜め下方へ左右交互に押し下げる

腕を前方へ左右交互に押し伸ばす

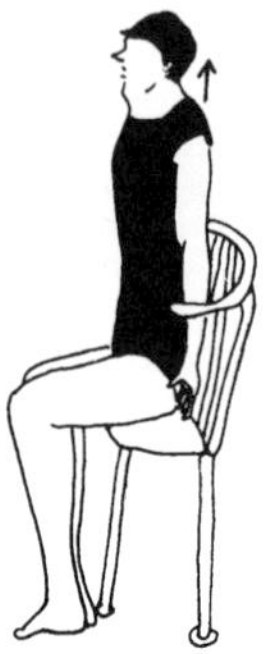

肩・腕を真上に左右交互に押し上げる

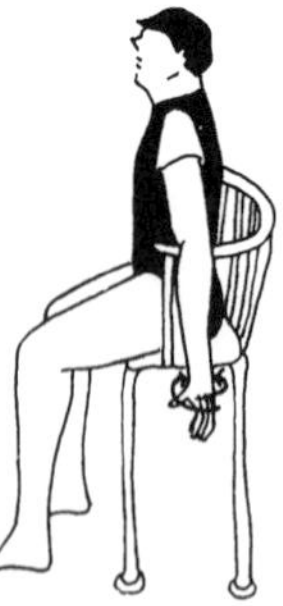

腕を内側と外側へねじる

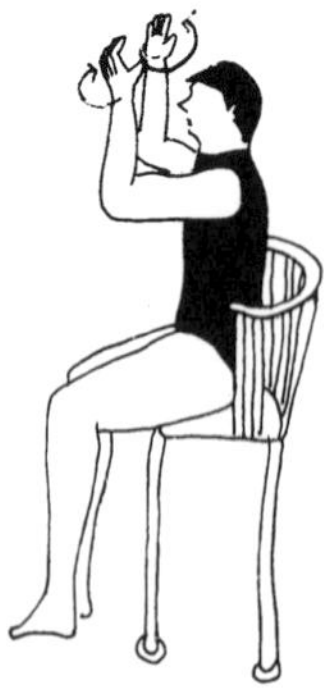

① 右の手の平を内側へ、左の手の平を外側へ同時に回す
② 右の手の平を外側へ、左の手の平を内側へ同時に回す

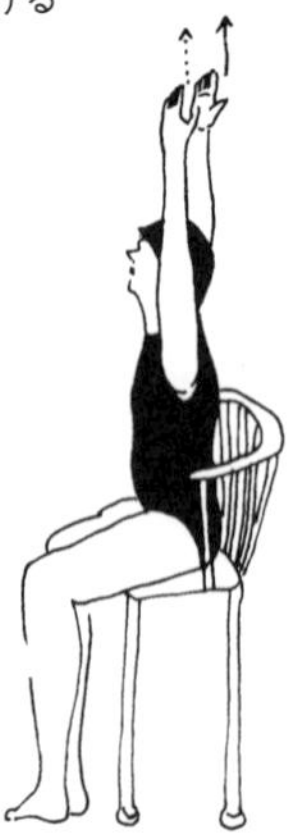

腕を左右交互に上方へ押し伸ばす

ワンポイント・ここが大切㊲
腕の左右へのねじりの動きは、腰を使って表現してみましょう。

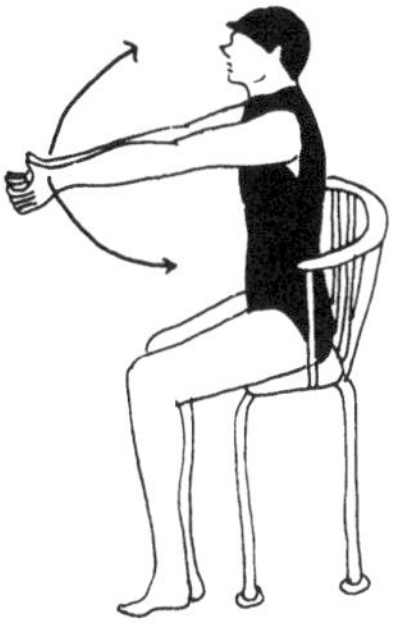

合掌したまま両腕を
左右に弧を描く

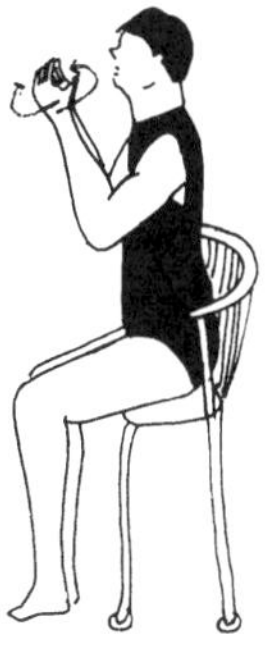

合掌し、両手を左右
にねじる

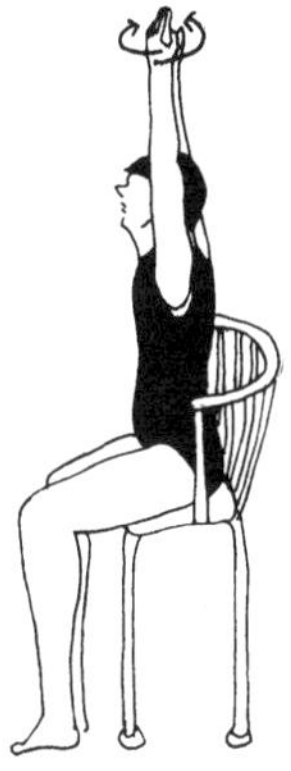

合掌し、両手を左右
にねじる

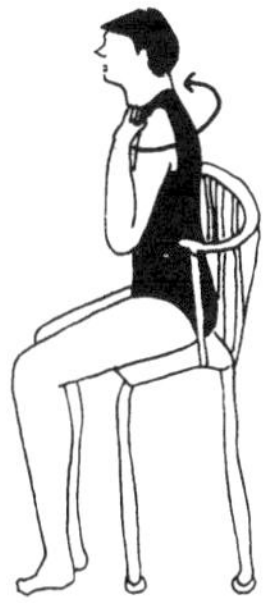

両手は胸に軽く当て、
からだを左、右に弧を
描くようにねじる

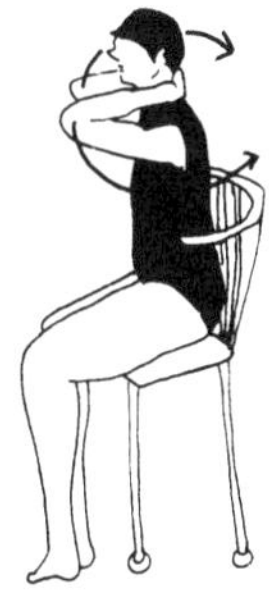

両手を首の後ろに組んで
軽く両肘を閉じ、片肘ず
つ弧を描くように開く

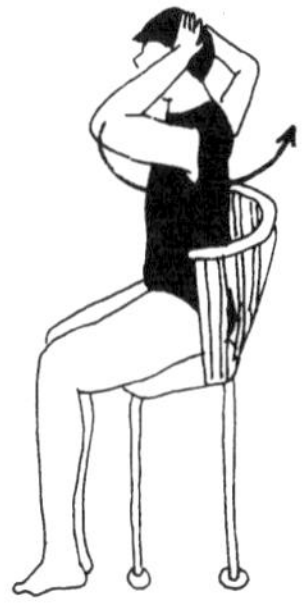

両手を首の後ろに組んで
両肘は開いたまま、から
だを左右にねじる

ワンポイント・ここが大切㊳
上体を左右へねじる動きのときは、肘を目線で
追いながら行ないます。

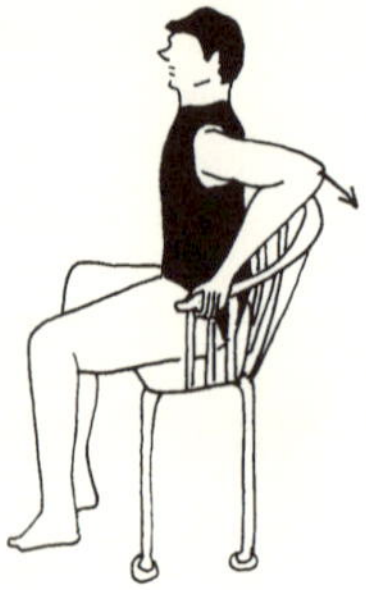

肘を後方へ、左右交互に押し下げる

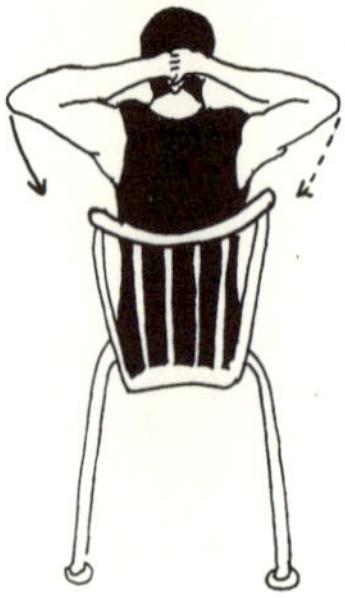

両手を首の後ろに組んで両肘は開いたまま、肘を左右交互に真下へ押し下げる

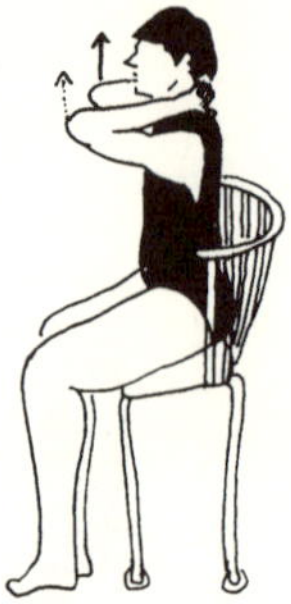

両手を首の後ろに組んで軽く両肘を閉じ、肘を左右交互に真上に押し上げる

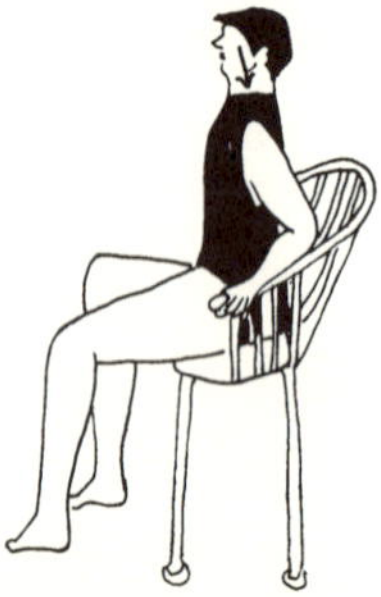

耳が肩に付くように、首を左、右に倒す

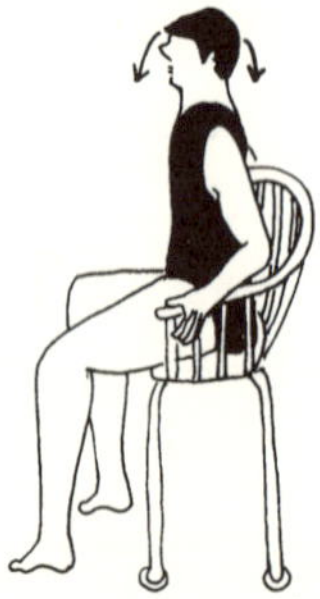

首を前、後ろに倒す

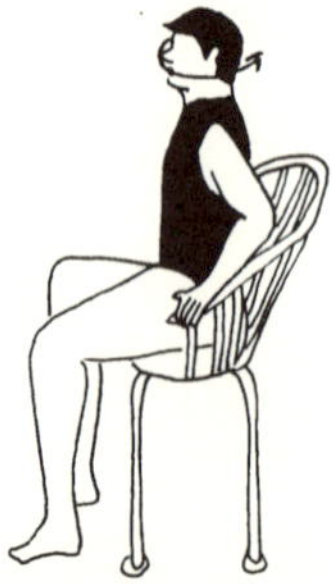

首を左、右にねじる

ワンポイント・ここが大切㊴

首の動きのときは、まず目線を動かしてから首の動きを誘導することが大切です。

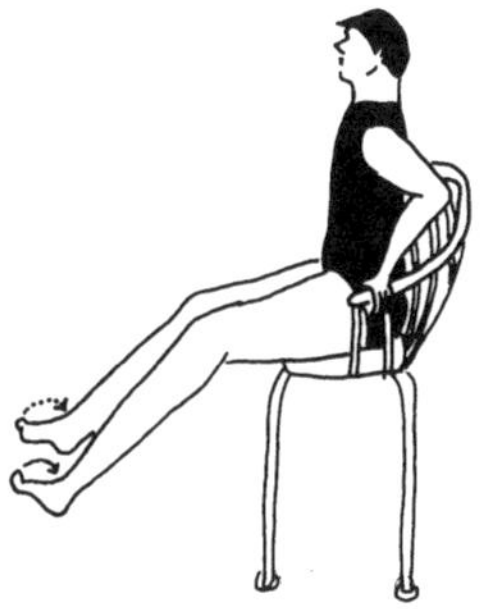

踵は床に付け、つま先を交互に反らす

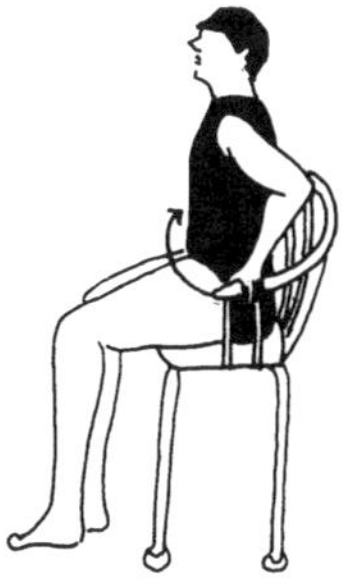

腰を左、右に、弧を描くようにねじる

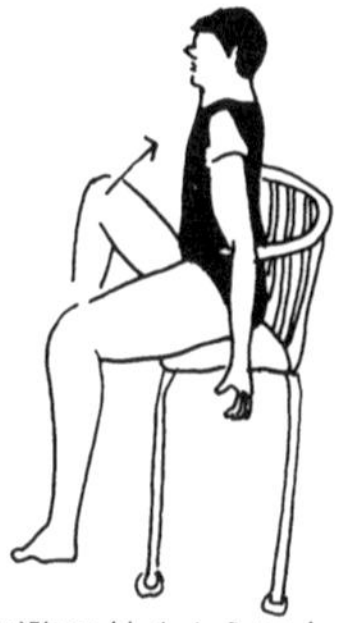

膝が胸に付くように左右交互に引き上げる

ワンポイント・ここが大切㊵

膝の動き、足首の動きは、腰と首の動きにつながるように表現してみましょう。

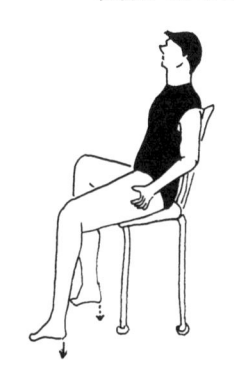

踵を床に、左右交互に押し込む

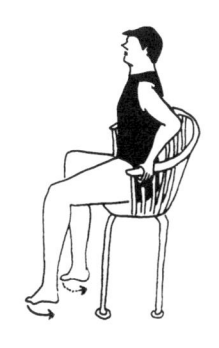

踵を支点にし、つま先を左右交互に外側へねじる

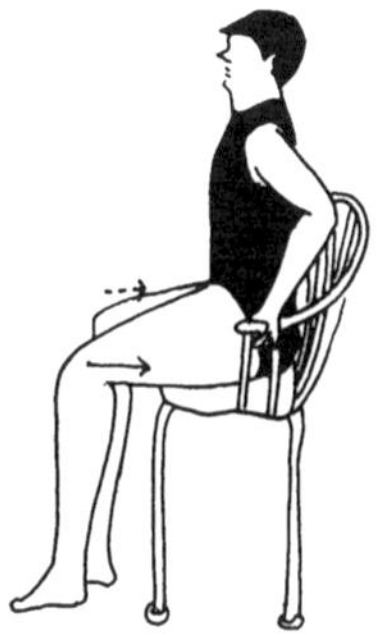

膝と大腿部を左右交互に引き込む

ワンポイント・ここが大切㊶

腰を左、右へねじるときは、腰の動きにつれて、からだの動きを目線で追うように表現してみましょう。

臨床医学と未病医学の立場から――あとがきにかえて

三浦　寛

今から五年前、温古堂診療室のお世話をなさっておられる橋本敬三先生の四男、橋本承平氏から、温古堂の診療を任せられる優秀な人材がほしいとの相談を受け、それならばこの人こそ適材ということで温古堂に紹介したのが、現在温古堂で診療を任せられている今昭宏氏なのです。私と今氏は同じ鍼灸学校の先輩と後輩の間柄でもあり、今氏がまだ鍼灸学校在学中、私が東京で開催している操体法の講習に、三年間、毎月欠かさず仙台から通いとおして学んでくれた熱心な生徒でもあったのです。

今氏が温古堂に就職してから、毎月仙台に行くたびに橋本先生を囲み、先生の放言にきき入りながら、今氏と熱っぽく操体を語りあえるひとときがなんとも言えずうれしかったのです。

今年に入り、柏樹社の中山社長から出版の話を受けたとき、私はこの本の出版に当たっては、温古堂の今氏と共著という形で書かせてほしいとお願いしたのです。

私には今氏と共にこの本をつくることに一つの夢があったのです。それは我が師である橋本先生は、私たちに別々な学び方を与えて下さっていたからです。私には臨床医学としての下地から、先生みずからの臨床をとおして操体を伝授して下さり、今氏には、患者に気持ちよさを指導する未病《みびょう》医学としての操体を伝授されて下さったのでした。私には私の学び方を、彼には彼の学び方を与えて下さっていたのです。

　ふり返ってみれば、私が橋本先生の内弟子として温古堂に入ったのは昭和四十二年、当時橋本先生七十歳、私が十八歳のときであり、その十五年後、今氏が二十六歳で温古堂に入って来たわけなのです。私が内弟子として入った当時の橋本先生は、現役バリバリの臨床医の時代で、数々の操法を患者にくしして、臨床医学としての操体の裏づけを積み重ねておられたのであり、まさに、操体を学ばせていただけるには最高の環境にあったのです。今氏の時代は、橋本先生も八十五歳という高齢を迎えられていて、臨床をとおして学ばせていただける機会が極端に少なくなってしまっていた時期でもあったのです。しかし、この頃の橋本先生の想念の世界観は、まさにすごいの一言に尽きる思いで、先生のお話に聞きいったものでした。二人は先生の言葉から臨床で学ぶこと以上の学びを得ていたのです。この二人が十五年間という空白な時間を前後して操体に触れ、お互いに橋本先生から学ばさせていただいていたこと、臨床のなかでつかんできたことを一冊の本にしようというのですから、私にとっても今氏にとってもたいへん興味深く、おさえようのない興奮すら覚えたのです。

　私と今氏が橋本先生から、常に聞かされ、感銘を受けたのは、「気持ちがいいってことが一番、気持ちがいいという快適感覚に従えばよい」ということでした。私は、その言葉を操法の行程のなかでいかに生かしていったらいいのかという問題に取り組んでいたのです。その試みは、操法のすべての行程から、操者の一切のきめつけを取り除いてしまうことでした。

しかし、ここで新たな問題に直面していたのです。これが可能となる唯一の方法は、操法のすべての行程を、患者自身のからだの感覚に委《ゆだ》ねるという操法のススメを考えていかなくてはならなかったからなのです。からだの感覚にどう委ねていったらいいのか、これが理解できないかぎり、まったく先に進めないことだったのです。

日々の臨床のなかで、それればかりを考えみつめているうちに、やっとその答えが見えてきたのでした。それは、からだの要求感覚を、きいて、きき分けて、それに従うこと以外にその道はないということだったのです。このことが理解されると、私は診断において動きを分析するだけではなく、感覚の分析の重要性に注目してみたのです。感覚を分析してみると、今まで動きの分析結果だけでは想像できなかった操法のひろがりが展開されはじめてきたのでした。

操法上においても、からだの要求感覚に従って、呼吸の問題、たわめの間《ま》の問題、脱力の仕方の問題、操法の回数の問題と、一つ一つの行程をチェックしながら、操者のきめつけを一つ一つ取り除いていく作業を進めていったのです。その作業がすべて可能になったとき、私は改めて、操体とは、まさしく自力なのだ、自力だからこそ未病医学にのっとった健康維持増進の健康医学の道が開かれているのだ、ということが理解できたのでした。自分自身のみずからの自力というのですから、診断も操法も、「自分のからだの要求感覚に従っている」という意識前提の裏づけを、患者に与えながら気づかせていく謙虚な姿勢が、私たち操者になければならなかったのです。

操者は自力をうたいながら、その実、操法において、どれだけの従わせ、きめつけ、押しつけを患者におこなってきたことでしょうか。操者のきめつけ、押しつけが操法の行程に存在しているかぎり、患者は、やはり、やってもらっている、治してもらっているという意識をぬぐい去ることはできなかったのです。

患者の動きに抵抗を与えなければいい。操者が患者の動きに抵抗を与えて操法をおこなうから、やってもらっているという意識をもつんだという自分の内なる安易な声を聞きもしましたが、しかし、そんな単純な物の見方で解決できる問題ではなかったのです。感覚を分析し、からだの要求感覚に従った一貫した操法のハコビ、ススメが必要だったのです。

感覚を分析し、からだの要求感覚に従った操法の試みを重ねているうちに、はっきりと理解できてきたことは、からだの要求感覚は、決して楽《らく》を求めているのではなく、気持ちよさを求めているのだということなのです。操法の進めも、楽な方へ気持ちよく、という表現ではなく、あくまでも気持ちがいい方へより気持ちよく、だったのです。からだは、常にあなたに何かを訴えつづけてくれています。その自分のからだの声にまず耳を傾け、その声を素直にききいれる心をもっていただきたいのです。気持ちがいいという快適な感覚こそ、からだがあなたに求めてきた要求感覚であり、そのことに早く、気づいてほしいという期待をこめて……。

よりよい「操体」を求めて ——あとがきにかえて

今　昭宏

御縁、めぐり会い、むすびつき。

仙台の温古堂診療室、橋本敬三先生のもとでかれこれ五年の月日が流れました。まぎれもなくよき師にめぐり会い、またそのつながり合いのなかで、すばらしい方々とも知り合えつづけていることに感謝の気持ちでいっぱいです。

人間は、どのようにしたら天然に調和し、快適に満足して十分に生きてゆけるのか。師はそこに人生のテーマを見出し、それを医師という立場から患者さんや多くの諸先輩の経験を生かしてつみかさねてきたものが、現在「操体」といわれているものの原点なのです。

そしてそれは医療行為のみにとどまらず、教育関係やスポーツ、その他いろいろなものに応用できる、幅広くのんびりとした自由なものです。

ですから、「操体」を一冊の本にまとめるなどということは、到底できることではないことになります。しかし、私たちは、師の教えとしての「これは昔から日本にあったものだ」「なんでも記録にして残しておかないとだめだ」という言葉を支えにし、それを勇気にかえて、いままで教わったことに関しての部分的なものにはなりますが、残してみることにいたしました。

個人が感覚的に知り得たことを文字にして文章に置き換えてしまうと、少なからず違った形で受けとられてしまいがちですが、感覚を伝えようとするのに最良の日本語の特性を少しは利用して書いてみたつもりです。頭で理解しながらというよりは、雰囲気や言葉の奥に潜んでいることを感受してお読みいただき、たたき台にして試してみていただければ幸いです。

ここまでこぎつけることができたのは、橋本先生と今は亡き千代奥様、ならびにご家族のみなさん、柏樹社の中山信作社長と気持ちよく原稿の整理をしてくださった椎名忠雄さん、労をおしまずよきアドバイザーとなってくれた川名次郎さん、加藤平八郎さん、お忙しいのに絵の方を引き受けてくれた丸住和夫さんなど、皆様の後押しがあったお陰です。本当にありがとうございました。

さらに、親不孝の長男息子を自由にはばたかせておいてくれた郷里の両親と、私をひろいあげてくださった三浦寛先生に感謝の念でいっぱいです。ありがとうございました。

天然の種子に、日光が当たり雨が降り、生き生きした芽がふき出し、素敵な花がたくさん咲くように、測り知れない可能性を秘めた「操体」という天然の種子を、めぐり合いとつながり合いのなかで、手をつなぎ合わせて育んでゆきたいと思います。

最後になりましたが、私たちにはまだまだ知るべきことがたくさんあると思っております。どうぞこれをよき御縁として、皆様のご指導、ご批評をよろしくお願い致します。

復刻版にあたって

魂を吐き込んだ処女作が出版元の休業（廃業）という予期もせぬ高波にのまれ、絶版状態という憂き目にさらされてしまった。14年前、師匠の九十歳の卒寿の祝いに出版させていただいた本であったがいつ目をとおしても、私の心にドキッとするようなヒビキと、ゾクゾクするような情感を与えてくるものがある。そして操体の原点に立ち帰らせてくれる一冊でもあった。その後何冊か出版させていただいたが、いまだに、この処女作を超えることができないのが本音である。このたびたにぐち書店のご好意によって、息をふきかえすことができ、よかったな、と素直に歓び感謝している。

二〇〇一年四月

三浦　寛

私の人生の大きな分岐点ともなった、温古堂での治療風景を、ものがたり風に書いたこの本が再出版されることになり、恩師であり友達でもある三浦　寛先生ならびにたにぐち書店の関係者各位に対しましして感謝いたします。

思い起こせば14年前、私はこの本の出版と時を同じくして温古堂を退職し、仙台にて独立開業いたしました。過ぎてしまえばアッという間の年月でしたが、現在まで、悲しいことも苦しいことも楽しいことも嬉しいこともたくさん味わい、多くの方々に支えていただき、おかげさまで何とかここまでたどりつくことができましたことを、この場を借りて御礼申し上げます。ありがとうございました。

師匠の橋本敬三先生は10年ほど前に天国に帰られましたが、本文中にでてくる師の教示された宝物は、今でも私を含めて多くの操体を学ぶ人たちの心の中核となって存在し続けていることと思います。

私は現在、操体の治療、講演、定期セミナー、ビデオ出演、原稿書きなど、未熟ながらもそれなりに原始感覚が中心となる操体の伝達を心がけて取り組んでいます。

私がただ単に師のマネをして遊んで喜んでいるだけなのかも知れませんが、最終的にはたぶん原始感覚が気持ちがいいからそうしているのでしょう。

読者の方々には、つたない文章ではありますが温古堂のそして翁先生の雰囲気や波動のようなものを少しでも味わっていただき、ウソかホントかためしていただければ幸いです。

二〇〇一年四月

今　昭宏

三浦　寛（みうら・ひろし）
1948年、宮城県生まれ。
1967年、高校卒業後、仙台赤門鍼灸柔整専門学校入学、
同時に橋本敬三先生に師事。
1972年、橋本敬三先生の指示により、東京世田谷にて
独立開業。現在に至る。
鍼灸師、柔道整復師、教員資格免許。
人体構造運動力学研究所所長
操体法東京研究会主幹
ホテル・オークラヘルスクラブ顧問
瀬田スポーツコネクション操体インストラクター
二子玉川高島屋アップ・ステューディオ操体カウンセラー
連絡先　東京都世田谷区三軒茶屋1-36-3
ルミネ三軒茶屋105号 人体構造運動力学研究所
TEL 03-3414-0340

今　昭宏（こん・あきひろ）
1956年、山形県生まれ。
1975年、小国高等学校を卒業と同時に、小国町立病院
X線科、リハビリテーション科に勤務。
1979年、仙台赤門鍼灸柔整専門学校に入学し、鍼灸師、
マッサージ師となる。
1981年、内科、星陵ホスピタル臨床検査科に勤務。
1983年、温古堂診療所に勤務。
連絡先　仙台市泉区八乙女中央3-2-30 リバーサイドヒル及川605号
仙台操体医学院
TEL 022-773-2522

操体法治療室―からだの感覚にゆだねる

2001年6月1日　第1刷発行
2022年4月27日　第7刷発行

著　者　三浦　寛
今　昭宏
発行者　安井喜久江
発行所　㈱たにぐち書店
〒171-0014　東京都豊島区池袋2-68-10
TEL. 03-3980-5536　FAX. 03-3590-3630
たにぐち書店.com